糖質制限の真実

日本人を救う革命的食事法ロカボのすべて

山田

GS
幻冬舎新書
396

はじめに

私は糖尿病専門医、総合内科専門医として、これまで多くの生活習慣病の方への生活習慣指導をしてきました。そして、何人かの患者さんの涙を見てきました。

77歳の糖尿病男性は、自身の喜寿のお祝いの席なのにご家族と同じフルコースを食べることができず、カロリー制限用のワンプレートのランチを食べざるを得ませんでした。その方は涙ながらに私に言いました。

「どうして自分は家族と同じものを食べてはいけないのだろう？」と。

私はそのとき、答えを返すことができませんでした。

その数年後、２００８年の『ニュー・イングランド・ジャーナル・オブ・メディシン』という医学雑誌に掲載された、おなかがすいたら鶏肉を食べなさいという内容の、

カロリー無制限の糖質制限食が一番糖尿病患者の血糖管理をよくしていたという論文（N Engl J Med.2008,359,229-241）に私は驚愕しました。

62歳の脂質異常症女性（血液中の中性脂肪が高値でした）は、来る日も来る日も脂質を制限し、お酒は一滴も飲まず、お肉といえば鶏のささみしか食べていなかったそうです。鶏卵も魚卵も何年も食べていなかったそうです。しかし、中性脂肪はまったく下がりません。私は「あなたは何か気づかぬうちに脂質を摂取しているに違いありません。どこで脂質を口にしてしまったんでしょうか？」と問い、いつも彼女の食生活を尋ね続けました。来る日も来る日も、外来を受診するたびに私に同じことを問われていた彼女は涙ながらに私に言いました。

「どうして先生は私を信用してくれないのですか？」と。

私はそのときも、答えを返すことができませんでした。

その数年後、２００９年の『ジャーナル・オブ・クリニカル・リピドロジー』という医学雑誌に掲載された、**食事の脂質比率が高いほど、逆に血中中性脂肪が下がりやすく**

なるという論文（J Clin Lipidol 2009,3,19-32）に私は驚愕しました。

すべての科学分野がそうだと思いますが、栄養学も日進月歩の領域です。10年前の常識が今の非常識ということが当たり前という部分があります。

もし、今の知識があったなら、カロリー制限以外の食事療法を私が知っていたなら、脂質制限に血中の中性脂肪低下の効能がないことを私が知っていたなら、私は上記のお二人の患者さんの涙を流させずに済んだことでしょう。

このお二人の患者さんの記憶は、今も私の心の奥底に突き刺さっています。

一方、最近、私の外来には、他の医師や管理栄養士に糖質制限食指導を希望して拒絶され、逃げるようにして受診される方がおられます。今でもカロリー制限食以外の食事療法に目を向けない医療従事者が、患者さんの涙を流させていることを感じています。

今回の『糖質制限の真実』はこの10年間で起こった栄養学の変化がどのようなものかをお伝えし、緩やかな糖質制限食（ロカボ）がいかにメタボリックシンドロームやロコモティブシンドロームに有用、あるいは有用と期待できるか、を述べている本です。

この本は、私の無知が原因で食事療法に悩むことを余儀なくされていた患者さんたちへの贖罪の本です。この本が現在、食事療法に悩んでいる方たちへの救いの本になってくれることを祈っています。

糖質制限の真実／目次

第2章　黒が白になった栄養学の激変　41

編集協力　佐藤誠二朗
図版作成・DTP　美創

第1章

日本人の体に起きている異変

パート1　メタボリックドミノ

日本人の三大死因の根っこに血糖異常がある

今、日本人の死因は、1位がガン、2位が心臓病、3位が肺炎、4位が脳卒中となっています。肺炎のほとんどは脳卒中の後遺症で起こっているものですのでひとくくりにすると、ガン・心臓病・脳卒中の3つが、日本人の死につながる主な病と考えていいでしょう。

2013年に日本糖尿病学会と日本癌学会が合同委員会を作り、糖尿病とガンに関する因果関係について報告を行いました。その結果、糖尿病患者の中で様々なガンが増えているということが明らかになりました。

生活習慣病という言葉を聞いたことがない人はいないと思います。かつては成人病と呼ばれていた生活習慣病とは、食事、運動、喫煙、飲酒などといった日々の生活習慣が発症や進行に関与する病気の総称です。

図1　メタボリックドミノ

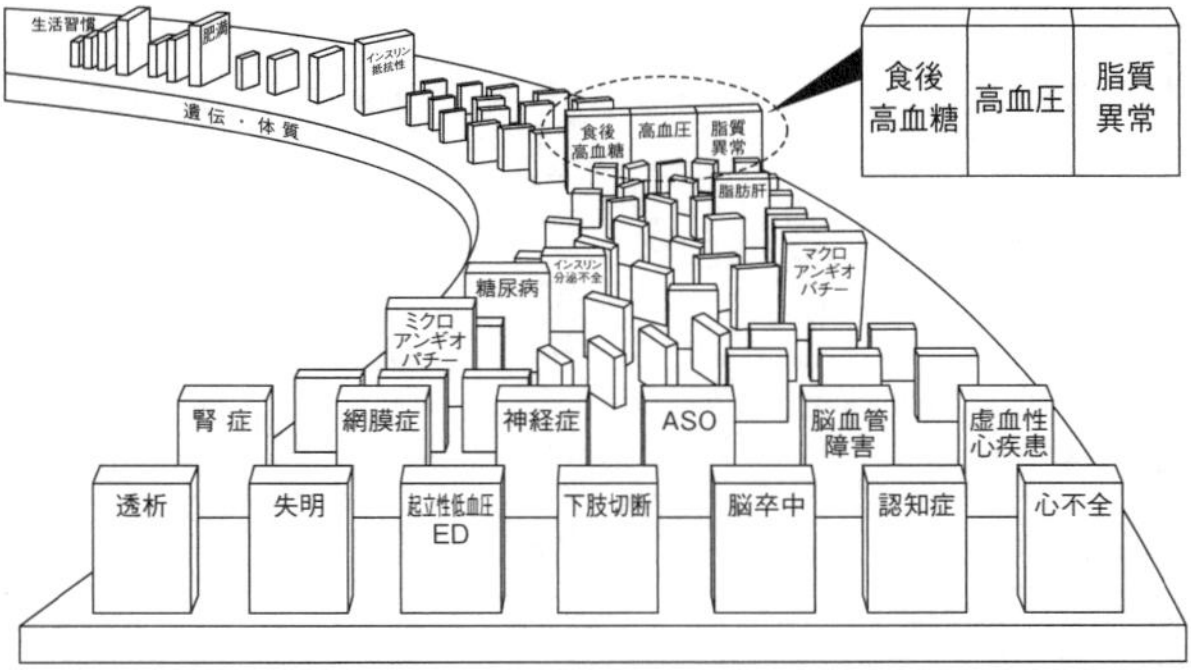

日本臨床 61:1837(2003) 慶應義塾大学 伊藤裕教授作成

現在の社会では、生活習慣病の増加が非常に大きな問題になっています。高齢者になるほど頻繁に病院にかかり、多大な医療費がかかるようになりますが、その大半が生活習慣病によるものです。

一口に生活習慣病といっても様々な病気がありますが、糖尿病と高血圧と脂質異常症の3つで8割がたを占めるといわれています。そしてこの3つの疾患はまったく無関係の独立した疾患かというと、実はそうではないということも分かっています。

図1は私の母校である慶應義塾大学の伊藤裕教授が、10年ほど前に作成した、生活習慣を原因として起こる様々な問題を示した「メタボリ

ックドミノ」という概念図です。これを見ると、生活習慣をもとにしてまず肥満が起こり、その下流で血糖・血圧・脂質の異常が、ちょうど三つ子のように起こっていることが分かります。この段階のことを、メタボリックシンドロームと呼んでいます。

そこからさらに下ると糖尿病があり、糖尿病からさらに下ってきて透析、失明、足の切断、脳卒中、認知症など、色々なことが起こっています。

メタボリックドミノは崩壊寸前

メタボリックドミノの図の一番上流に、「生活習慣」と書かれていることからも分かるように、過食や運動不足という日々のちょっとした悪しき習慣が、ドミノ倒しのもっとも根っこの部分にあります。そして生活習慣をきっかけにはじまったドミノ倒しが、中流にきてメタボリックシンドロームの段階になります。現在の日本では実に数多くの人がメタボリックシンドロームに悩まされているという現実があります。

その数、血圧異常者4000万人、血糖異常者2000万人、脂質異常者1400万人といわれています。私は糖尿病専門医ですので糖尿病に限定すると、だいたい**日本人**

の6人に1人が血糖異常者、40歳以上に限定したらおおよそ3人に1人の割合となります。

これは驚くべき数字だといえます。そして糖尿病の増加は日本だけの問題ではありません。2006年、国連が糖尿病撲滅に向けての決議を行いました。合言葉はUnite for Diabetes。「糖尿病のために一致団結しなければ、世界が滅ぼされてしまう」という決意がこめられています。糖尿病増加の問題は、世界のほぼすべての国で同じような状況にあり、国際的な課題になっているのです。

死にもつながるメタボリックドミノ

糖尿病とガンが密接な関係にあることを考えると、悪しき生活習慣にはじまるメタボリックドミノの最下流で、多くの死につながる重大な病気が起こっているというわけです。

このドミノを倒れないようにするということは、日本人全体にとって、国家的な喫緊の課題だということなのです。

糖尿病とは一口で言うと、インスリンホルモンの働きが悪くなり、血液中のブドウ糖の値＝血糖値が異常に高くなってしまう病気のことです。健常者の場合、血糖値は空腹時でおよそ100㎎／dℓ未満、食後は140㎎／dℓ未満に保たれています。

これが空腹時126以上、または食後200以上になると糖尿病と診断されます。

何らかの原因でインスリンがまったく分泌されなくなる1型糖尿病と、生活習慣をきっかけに発症する2型糖尿病、そして遺伝子異常に伴うもの、大きくはこの3つに分けられます。いずれにせよ、糖尿病になるとすい臓の細胞が破壊されてしまい、インスリンが足りなくなる、もしくは完全に枯渇してしまいます。

高血糖で引き起こされる病気

糖尿病で本当に恐ろしいのは、糖尿病そのものよりも、糖尿病が発端で発症してしまう合併症です。

糖尿病には三大合併症といわれるものがあります。細小血管が傷むことによって起こる、腎臓、目、そして神経の障害です。メタボリックドミノの図の最後のほうにあったように、腎症から人工透析へ、網膜症から失明へ、神経障害から起立性低血圧や尿失禁へと進んでしまうというのが、糖尿病の悪いシナリオです。

そしてこの三大合併症と並んでリスクの高い病気が、動脈硬化症です。糖尿病から動脈硬化症へ進むと、冠動脈疾患といった心臓病や脳卒中などの脳血管障害、そして足に障害が起こってきます。

動脈硬化とガン

足は心臓から距離が離れているので、動脈硬化症の影響が出やすい部位です。動脈硬化が全身で進んでいくと、太ももや骨盤のあたりで血管が詰まり、足先の血流が悪くなります。心臓に近い手の場合は、詰まるほどの動脈硬化はなかなか起こりませんし、もし起こったとしても、さほど問題になるような症状まで至らないのが常です。しかし心臓から離れている足が動脈硬化になると、血管が3本に枝分かれする前の部分で詰まってしまい、足全体に血液が行きわたらなくなり、障害が現れるのです。最悪の場合は下肢切断ということになってしまいます。

高血糖はまた、ガンのリスクを高めます。大腸ガンや肝臓ガン、すい臓ガンは、普通の人と比べて、糖尿病の人の発症率が1・8〜1・9倍も高くなります。それ以外にも、子宮体ガンや乳ガンのリスクも高まります。

ガン細胞というのはブドウ糖だけをエネルギー源にします。そのために高血糖状態の体ではエネルギー源を取り込みやすく、増殖しやすいからと考えられます。

本当に怖いのは、食後高血糖

日本人の6人に1人が血糖異常、40歳以上になると3人に1人が糖尿病予備軍という異常事態になっているのはなぜなのでしょうか。

実は、自分が血糖異常であることは、かなり深刻な状態になるまでなかなか自覚できません。

血糖異常はまず食後高血糖として現れます。しかし、食後の血糖値が異常に上がってしまっている人でも、空腹時血糖値は最後の最後、本当に糖尿病になる直前まで上がってきません。そのため、空腹時血糖値だけを測定する通常の健康診断では、異常が見つかりにくいからなのです。

もう一度、メタボリックドミノの図を見てみてください。メタボリックシンドロームでの血糖異常は「食後高血糖」となっています。本当に怖いのは、食後高血糖なのです。

パート2　糖質と人類

そもそも糖質とはなにか

食べ物には様々な栄養素が含まれていますが、人間が活動するために必要なエネルギーになるものは、炭水化物・脂質・たんぱく質の3つだけです。これらはまとめて、三大栄養素と呼ばれています。

このうち炭水化物は、1グラムあたり4キロカロリー以上のエネルギーを持っているものと、持っていないものとに分けられます。1グラムあたり4キロカロリー以上を持っているものが糖質、持っていないものが食物繊維と呼ばれます。糖質と炭水化物、この表現が世の中でごちゃごちゃに使われて混乱していますが、炭水化物というのは、糖質と食物繊維を足したものである、と考えていいでしょう。

特殊な例外として、構造的には糖質なのですが、体の中でエネルギーとして利用できないものがあります。それが、いわゆる低糖質甘味料などになります。消費者庁による現行の制度では、低糖質の甘味料も含めて、「糖質」あるいは「炭水化物」と表現しなければならないことになっているので、カロリーゼロなのに糖質4グラムと表示しているゼリーが売られたりしています。少し知識のある消費者は、糖質4グラムなら16キロカロリー以上あるはずだと思うでしょう。しかし、低糖質の甘味料を使っていれば、糖質4グラムでカロリーゼロということが起こり得るわけです。この矛盾はいずれ解消されなければならないと思います。

糖質と人類の関わり

農耕が広まってから人類の数が非常に増えたという事実を考えると、生物にとって糖質というのは、もっとも効率のいいエネルギー源なのだろうと考えられます。ご飯、パン、麺類などの農耕作物から作られる食品、いわゆる主食系の食べ物には、糖質がたっぷり含まれているからです。

糖質は体の中で、基本的にブドウ糖となります。単糖類の一種であるブドウ糖は、人間を含むあらゆる動物が活動するための、エネルギー源となる物質の一つです。文明が発達する以前、人間の活動量が大きいときには、多くのエネルギーを必要としていました。その頃、必然的に糖質を多く含む食品が主食に選ばれてきたのでしょう。

ちなみに血糖値を下げるホルモンはインスリンだけなのに対し、血糖値を上げるホルモンはグルカゴン・成長ホルモン・ステロイドホルモン・カテコラミン・甲状腺ホルモンなどいくつもあります。

血糖値を上げるホルモンがこれだけあるということは、飢餓との闘いの歴史が長かった人類が、飢餓状態でも血糖が低くなりすぎないように、いかに血糖を保つシステムを体の中に築く方向で進化してきたかの証です。

かつての人類は、体内に取り込んだ糖質を1日の活動で消費し、バランスが取れていたのだと思います。ですが、文明が高度に発達して体をあまり動かさなくなり、多くのエネルギーを必要としなくなった現代社会に暮らす私たちにおいては、糖質は体の中でダブつきやすくなってしまっているのです。

糖質と糖類

糖質は、多糖類、オリゴ糖類、二糖類、単糖類、そして糖アルコール類の5つに分類されます。この中で糖アルコールだけは、構造がアルコールになっていて特殊ですので、別物として考えていいでしょう。

単糖類というのは、ブドウ糖や果糖のように、1個だけで存在するものです。二糖類は、いわゆる砂糖やショ糖、麦芽糖といったもので、単糖類が2つ結合したものです。オリゴ糖類はその結合が10個くらいになったもの。そして結合が数百～数万個以上と長いものが多糖類となります。多糖類の代表格はでんぷ粉です。植物が作る多糖類がでんぷ粉、動物が作る多糖類がグリコーゲンです。

糖類とは、二糖類と単糖類の総称です。二糖類と単糖類はいずれも甘いので、一般的に「糖」という言葉から連想されるのは、この糖類のことではないでしょうか。

図2　糖質と糖類

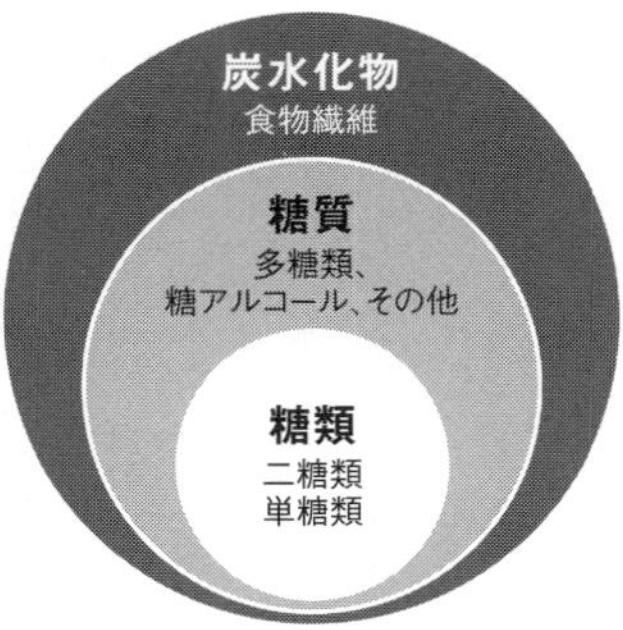

炭水化物
炭水化物＝総重量－（水分＋たんぱく質＋脂質＋ミネラル＋アルコール）＝糖質＋食物繊維

糖質
糖質＝炭水化物－食物繊維
＝糖類＋三糖類以上の多糖類
＋糖アルコール＋その他
※「糖質ゼロ」とは、この部分がゼロのことです。

糖類
糖類＝単糖類＋二糖類
※「糖類ゼロ」とは、この部分がゼロのことです。

参考＝アサヒビールホームページ

甘くなくても糖質過剰

「糖質」と「糖類」という言葉の定義が分かれば、たとえ〝糖類ゼロ〟であっても糖質過剰になることがある、ということが理解できると思います。甘いものを控えていれば糖質を控えている、ということにはなりません。例えば煎餅などは甘味がなくても、でん粉がたくさん含まれているので、糖質が非常に多い食品です。甘くない糖質の食品もよく噛んでいると甘みが出てきます。これは、噛むことによって唾液中の消化酵素アミラーゼが、でん粉を単糖類や二糖類、オリゴ糖類に変換していくからです。

糖質を多く含む食品は、ご飯（米）、パンや麺類（主に小麦）、イモ類、カボチャ、大豆以外の豆類、お菓子、果物などです。逆に糖質の少ない食品としては、肉、魚、大豆製品、イモとカボチャ以外の野菜、ナッツなどが挙げられます。

よくある誤解が「蕎麦や玄米、それに山芋なんかは大丈夫、体にいい」という考えです。しかしこれらの食品にも実は、糖質が非常に多く含まれているので注意が必要です。調味料では片栗粉やみりん、ハチミツなどに糖質が多く含まれています。

パート3　日本人は糖質に弱い

食事で闘っていくしかない

糖尿病の中でも、2型糖尿病が一般的な糖尿病です。基本的に生活習慣によって起こります。今、日本人の6人に1人が血糖異常者、40歳以上に限定したらおおよそ3人に1人が糖尿病予備軍です。

50年前の日本の2型糖尿病の患者数は、今よりもずっと少ないものでした。このことからも、体質よりも生活環境、特に食事と運動が影響しているということが分かると思います。

しかし、運動がいいということを誰もが知っていても、50年前の人と同じくらい動き回る生活をするというのは現実的ではありません。現代社会のように10分を惜しんで仕事をしている人が、運動のために毎日駅まで歩く、あるいは1つ手前の停留所で降りるといったことは、物理的にも精神的にも簡単にできることではないでしょう。

すると、食事で闘っていくという選択しか残りません。

インスリン分泌能力が低い日本人

欧米の人はインスリンを出す力が強く、太らない限り、最終的に糖尿病にはなりません。太っていなければ、食べても食べても十分な量のインスリンが出るため、血糖は上がりにくいのです。太っていればリスクが高く、太っていなければリスクが少ないという分かりやすさがあります。

一方、日本人の場合、そもそもインスリンを出す力が弱く、肥満になる前に血糖が上がってしまう人がたくさんいます。事実、日本人の場合、２型糖尿病を発症する人の半分以上が肥満ではありません。ですから、私は痩せているから大丈夫などという過信は禁物です。

日本人だけでなく、東アジア人は総じて欧米人に比べインスリン分泌能力が低いことが分かってきています。

なぜ糖尿病になってしまうのか

その上で、なぜ糖尿病になってしまうのか、改めて整理してみましょう。

まず、父母に糖尿病の人がいる場合は、やはり遺伝的に持って生まれて糖尿病になりやすいといえます。

次に、普段から高糖質のものを過剰に食べている人です。例えば毎日の昼食をコンビニエンスストアのおにぎり2個に野菜ジュースというメニューを続けたとしましょう。それでいて運動量が少ないと、食後の血糖値は軽く２００を超えてしまうことがありますす。血糖の上限値が高いほど、体の色々な細胞に負担がかかり、インスリンをどんどん出せなくなっていきます。結果的に、さらに血糖値が上がりやすくなってしまうという悪循環に陥ってしまい、糖尿病を発症します。

そして3つ目の要素は加齢です。残念ながら年齢とともに、インスリン分泌能力の低下が進んでいくということは間違いありません。

何を食べればいいのか

2型糖尿病の治療食としては、2014年に『ランセット』という医学雑誌で特集された*1ものと、アメリカ糖尿病学会が2013年のガイドラインで認めた食事法が最新のもの*2になります。両者が共通して推奨しているのは4つ。地中海食、DASH食(Dietary Approaches to Stop Hypertension〔もともとは高血圧を防ぐための食事方法〕)、ベジタリアン、そして糖質制限食です。

地中海食とは、野菜、果物、低脂肪の乳製品、魚、大豆製品、海藻を増やし、肉やコレステロールが多い食品は減らすという食事法です。それに加え、多量のオリーブオイルや1日2杯程度のワインも推奨されます。

DASH食は地中海食とほとんど同じ内容に加え、塩分制限が推奨されます。

ベジタリアンはようやく最近、論文がいくつか出てきて、糖尿病の治療食として認められてきていますが、その実態は、太った人がベジタリアンになって、結果的にカロリーを制限できて痩せられたというケースがほとんどです。実際、お肉を食べて糖尿病になるわけではありませんので、ベジタリアンは野菜のみを食べることによっておのずとカロリーが制限され、減量できたため結果的に糖尿病の治療につながったというふうに見るといいでしょう。

そして4番目の糖質制限は、アメリカ糖尿病学会では「ローカーボ・ハイファット・ダイエット」、ランセットのほうでは「モデレートリー・ローカーボ」と呼んでいます。〝モデレートなローカーボ〟とは、中等度の糖質制限という意味ですので、まさに私が提唱し、この本で後ほど詳しく説明するロカボ食と同義になります。

脂質制限は意味がない？

2013年のアメリカ糖尿病学会の指針には、実はこの4つ以外に、脂質制限食も入っていました。これは余談ですが、この指針の著者の一人であるデューク大学のヤンシー教授に、私は「なぜ低脂質なんていう過去の遺物を残したのですか？」と質問をしてみました。するとヤンシー先生は「古い権威がいるからだ」と答えたのです。アメリカでもそんなことがあるんだと、変なところで驚いてしまいました。しかしそれももう、2014年のランセットでは外されています。

かつて糖尿病の治療には、脂質制限が有効だと信じられていました。しかし今ではその意味は完全に消え失せました。[*3] 脂質制限が無効だということは、アメリカの2015年版『食事摂取基準』にも書かれています。このことについては、第2章で詳しく説明していきたいと思います。

一方のランセットのほうにもう一つ、プルデントダイエット（＝粗食）というものが加えられています。しかし、好きこのんで粗食を生涯にわたって続けようという人はいないと思いますので、これは無視してもいいでしょう。

妊娠糖尿病が増えている

最近増加している妊娠糖尿病についてお伝えしておこうと思います。妊娠糖尿病が増加している理由としては、2010年に診断基準が厳しくなったことと、少子高齢化で高齢出産が増えたということがいえるでしょう。なぜ診断基準が厳しくなったのでしょう。最近の研究で、これまで考えられていたよりもずっと低い値での血糖異常でも、巨大児あるいは奇形児などの胎児の異常が増えてきていると分かったからです。

妊娠中は赤ちゃんに十分なエネルギーを届けるため、お母さんの体はなるべく栄養を吸収しないようにしようとします。そのためにどうしても、母体の中ではインスリンの働きにムラが生じます。そこに過剰な糖質が入ると、血糖値が上がりがちになってしまうのです。

妊娠糖尿病に対する治療として、アメリカ[*4]では、赤ちゃんとお母さん双方とも適正に体重を増やし、なおかつ食後も含めて血糖値がほぼ正常になるレベルの、なおかつ、ケトン体という物質が尿や血液で上昇しないレベルの緩やかな糖質制限食が推奨されています。

きちんと食べて、元気に産む

一方、日本の場合、妊娠糖尿病に対する治療法としては、いまだにカロリー制限が主流です。しかし、カロリー制限を行いながら母体と赤ちゃんの成長を保証し、なおかつ食後の血糖の上昇を抑制するのは難しいことです。アメリカと同様に糖質制限を優先させるべきなのではないかと私は考えています。

妊娠糖尿病を放置すると、赤ちゃんは巨大児や奇形、もしくは将来糖尿病になりやすい体で産まれてきてしまうことがあります。

多くの場合、前述のような体の仕組みによって、妊娠したらどうしても血糖値が上がりやすくなります。しかし、一定の範疇を超えて妊娠糖尿病と診断されなければ、大きな問題はありません。逆に、数値的には正常なのに過剰に警戒してカロリー制限をしてしまい、赤ちゃんが低体重で産まれてくると、これはこれで将来的には肥満と糖尿のリスクが高くなります。適正に体重を増やして適正な体重で産んであげて、その間の母体の血糖値の上昇が抑制できている、というのが一番望ましい形なのです。

第2章 黒が白になった栄養学の激変

パート1　この10年で真逆になった栄養学の常識

血糖を上げるのは糖質だけ

血糖は糖質の摂取量が多いほど上がりやすくなります。三大栄養素のうちのたんぱく質、脂質、また炭水化物のうちの食物繊維に、血糖を上げる機能はありません。これらは逆に食後血糖を抑制する働きをします。

これを示すのが図3です。これは、食事方法を4パターンのグループに分け、食後の血糖値を180分にわたり測定したデータです。4パターンは次のようにグループ分けされています。

Ｓ食：主食のみの食事（白米200グラム、338キロカロリー）

ＳＭ食：主食にメインディッシュを加えた食事（白米200グラム＋豆腐＋ゆで卵、

図3 4つの食事様式別の食後血糖値の推移

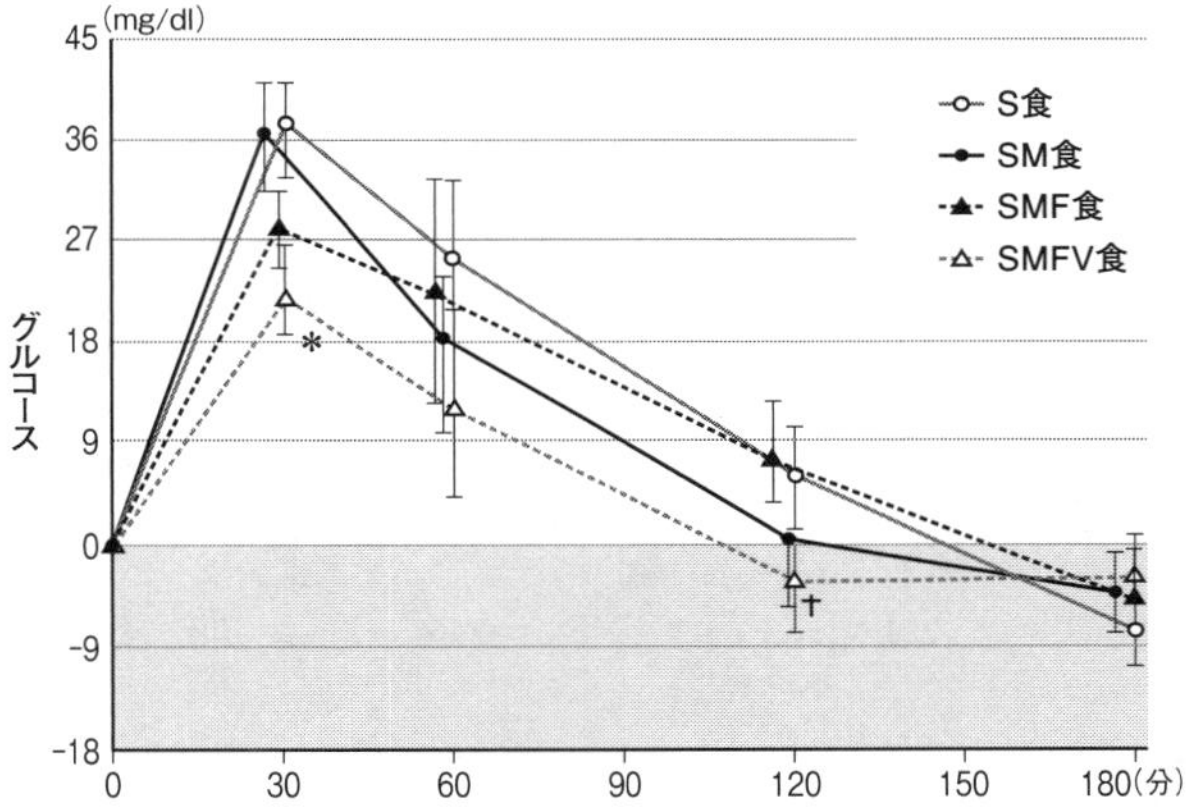

●4つの食事様式の概念

様式名	内容	メニュー
S食	主食のみ	白米200g
SM食	主食＋主菜	白米200g＋木綿豆腐＋ゆで卵
SMF食	主食＋主菜＋油脂	白米200g＋木綿豆腐＋ゆで卵＋マヨネーズ
SMFV食	主食＋主菜＋油脂＋野菜	白米200g＋木綿豆腐＋ゆで卵＋マヨネーズ＋ほうれん草・ブロッコリー

(Br J Nutr 2014；111：1632-1640)

486キロカロリー）

SMF食：主食とメインディッシュに脂質の高い食品を加えた食事（白米200グラム＋豆腐＋ゆで卵＋マヨネーズ、573キロカロリー）

SMFV食：主食、メインディッシュ、脂質に野菜を加えた食事（白米200グラム＋豆腐＋ゆで卵＋マヨネーズ＋ほうれん草とブロッコリー、604キロカロリー）

この結果が示しているのは、血糖値を上昇させるのは糖質のみであるということ。さらに、同じ量の白米を食べても、メインディッシュのたんぱく質や油脂、そして野菜を一緒に食べた食事のほうが、血糖値の上昇を防ぐことができるということです。結果的に、**カロリーの摂取を増やすほど、血糖値の上昇を防ぐことができています。**白米だけではなく、たんぱく質や脂質、あるいは食物繊維を加えることにより、血糖の上昇はなだらかになっていくのです。

白いご飯よりチャーハンを

つまり単純にいえば、白いご飯で食べるよりも、チャーハンや卵かけご飯のほうが、血糖値を抑制できるのです。白米200グラムだけを食べた時の血糖値の上昇よりも、白米200グラムにたんぱく質である卵をかけた時のほうが、血糖値のピークは低く抑えられます。

おかずとして豆腐を加え、さらにマヨネーズをかけて油を加えれば、カロリーは増えますが、血糖の上昇はより緩やかになります。さらに、ほうれん草などの野菜をつけて食物繊維を加えたほうが、より血糖値が上がりにくくなるのです。たんぱく質、脂質、食物繊維など、糖質以外の栄養素はすべて、糖質摂取に伴う血糖値の上昇を抑制する方向に働くからです。

〝カーボラスト〟で食べよう

血糖値は上がってしまってから抑えるよりも、最初から上がらないようにするほうがより望ましいので、食事をする時の順番も大切です。野菜が最初である必要はありません。肉や魚が先でもＯＫ。大事なのは、糖質を最後にお腹の中に入れる、〝カーボラスト〟にすることです。しかもカーボラストにしようと思うと、そこにいくまでにお腹がいっぱいになってくるので、糖質を食べる量は少なくて済むようになるでしょう。

なぜ他の栄養素と一緒に食べると血糖が上がりにくくなる？

それではなぜ、糖質以外の栄養素を含んだ食事をしたほうが、血糖値の上昇を抑えられるのでしょう。実はそのようなデータは、１９９０年代にも確認されていました。ただ当時は詳しいメカニズムが分からなかったため、世の中にあまり普及しなかったのです。今はそれが判明しています。

メインディッシュとなるものは主にたんぱく質ですが、同時に脂質も持っています。たんぱく質を食べるとGLP-1、脂質を食べるとGIPという消化管ホルモンの分泌量が増えます。GLP-1、GIPはともに、インスリンの分泌を促す働きを持っています。そのために血糖値が上がりにくくなるのです。またGLP-1もGIPも腸のぜん動運動を抑制するので、糖の吸収速度がゆっくりになるという側面も指摘されています。

食物繊維は元来、消化吸収されにくいものなので、同時に食べることでやはり糖の吸収が抑えられる効果があります。

大活躍する食物繊維

食物繊維[*5]はエネルギーにならないと信じられてきましたが、実は大腸の中で菌たちの働きにより、短鎖脂肪酸という脂に変えられ、そのことが血糖上昇抑制につながるということが２０１４年にフランスのグループによって明らかにされました。

短鎖脂肪酸とは酢酸やプロピオン酸というものですが、これらが大腸にできると肝臓に運ばれます。そして肝臓に運ばれる途中で酢酸やプロピオン酸が増えているぞという情報が脳に伝達され、脳は肝臓に対して、脂が入ってきたからエネルギーは足りている、もう肝臓での糖の放出をやめていいよ、という指示を出すのです。

つまり、食物繊維は単に糖の吸収を緩やかにするだけではなく、脳を介して肝臓の糖の放出にブレーキをかける働きがあり、これによって血糖値の上昇をさらに防いでくれるということなのです。

食物繊維[*6]はさらに、インスリンが筋肉と脂肪組織に働いて糖を取り込ませる働きをしているとき、脂肪組織の側にだけフタをし、筋肉のほうを優先させてくれるという働きもします。そうすると、より太りにくいということになります。

油は悪者?

このように複数のメカニズムがありますが、いずれにせよ糖質以外の栄養素は糖質摂取に伴う血糖上昇にブレーキをかける働きがあるということがいえます。血糖の上昇を抑えるためには、たんぱく質や油の摂取を増やすことが重要なのです。

しかし私たちは昔からずっと、「健康のために油はなるべく控えたほうがいい」と言われ続けてきました。血糖を抑制するからといって、油をどんどん摂ることに不安を感じる方も多いのではないかと思います。

しかしご安心ください。これから先、油を控えましょうという話はなくなっていくと断言できます。

図4は、食事で魚の油をしっかりと摂ったグループと、控えたグループの生存率を比較したグラフです。

魚の油は難しい言葉でオメガ3といいますが、このオメガ3をしっかり食べていたグループのほうが、食べなかったグループよりも生存率が高かったということが分かります。心血管死、突然死、冠動脈死と色々な死因別で調査していますが、どの方向で見ても、オメガ3をしっかり食べていたほうの生存率が高いということが分かります。従ってまず、魚の油は積極的に食べるべきだということになります。

図4 魚の油で死亡率・動脈硬化症が減少

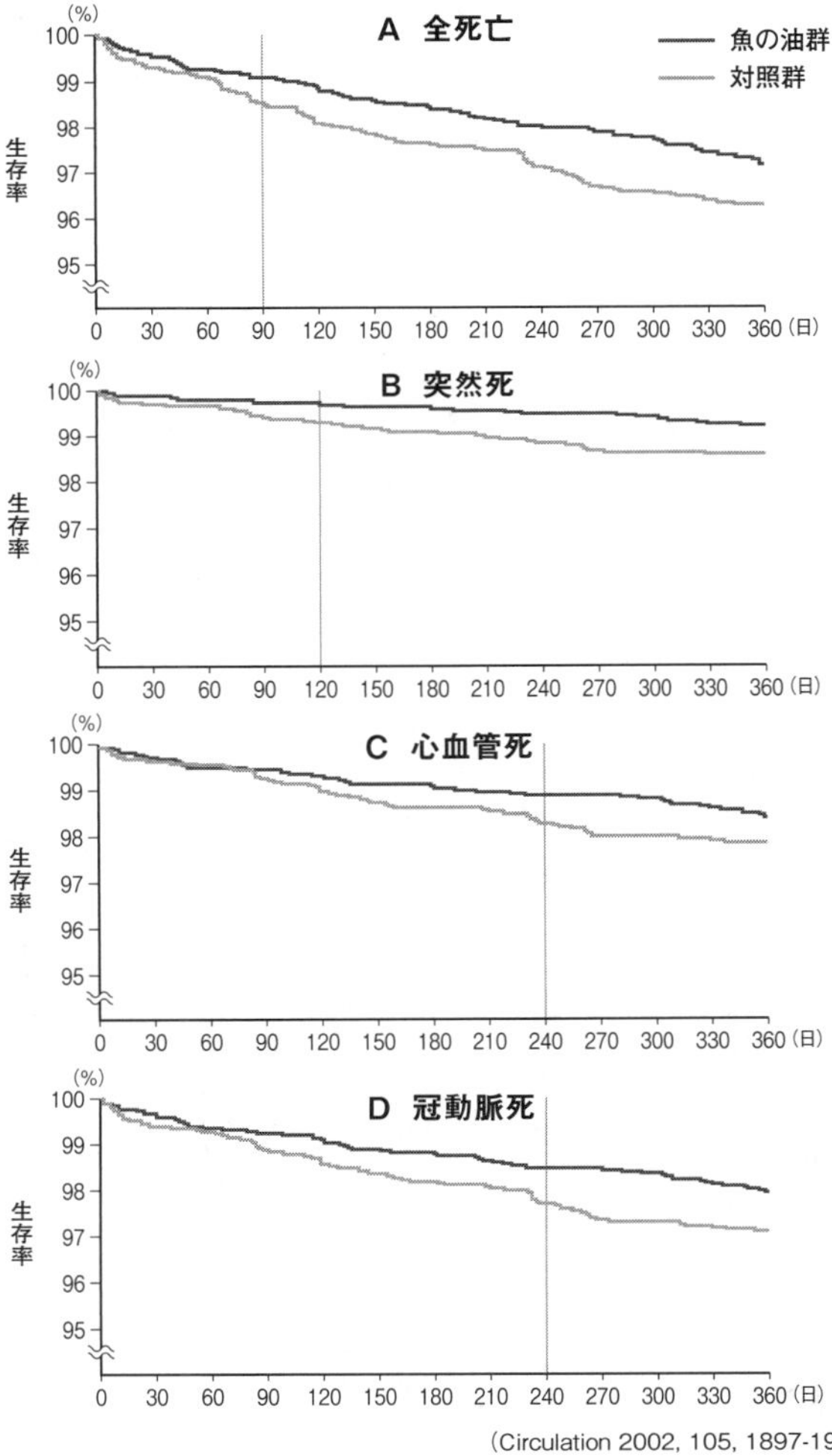

(Circulation 2002, 105, 1897-1903)

図5　油の摂取と動脈硬化症の発症率

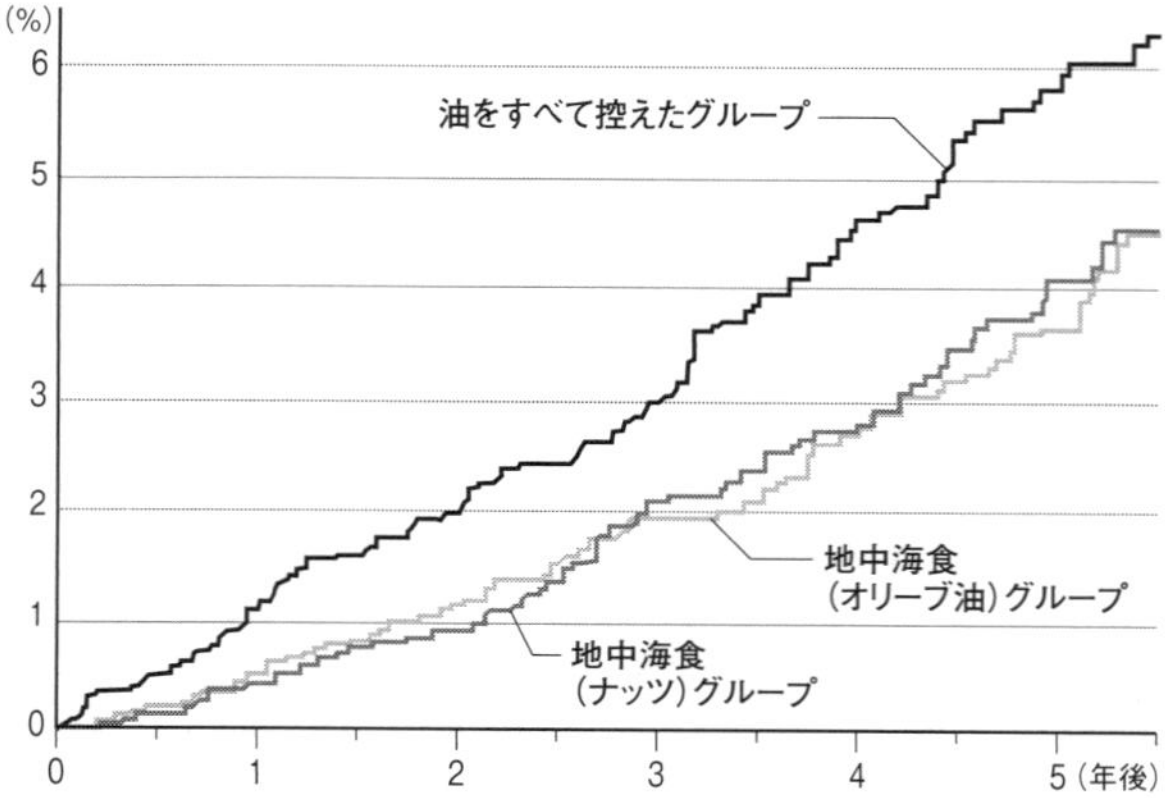

(N Engl J Med. 2013, 368, 1279-1290)

植物性油と死亡率

また次に分かってきたのが、オメガ6と呼ばれる一般的な植物性の油と、オメガ9あるいは一価不飽和脂肪酸と呼ばれるオリーブ油などです。図5は、オメガ6を含むナッツを1日に30グラム食べ、オメガ9であるオリーブ油を1週間に1リットル使うように指導を受けたグループと、逆にこれらの油をすべて控えるように指導を受けたグループの動脈硬化症の発症率を比較したものです。

結果は、油をたくさん摂取したグループのほうが、30パーセント低いというものでした。

このことにより、少なくとも一般的な魚の油、植物性の油、そしてオリーブ油は積極的に摂ったほうがいいということになったのです。

この時の実験で使用されたのは、ナッツは1日一つかみ程度、オリーブ油は1週間に1リットルでしたが、日本人の食生活でこの量の油を使いこなすのはなかなか難しいと思われます。ですから今は、これまでと正反対に、どうやって油を使おうか、どうやって食べていこうかという新たな観点で考えていく必要が出てきているのです。

動物性の脂は？

当然、次に気になるのは動物性の脂のことです。

図6、図7はこのうち動物性脂である飽和脂肪酸の摂取量を横軸に、心筋梗塞と脳卒中の発症数を縦軸にとったグラフです。

心筋梗塞のグラフの△印はフィンランド人、□印がアメリカ人、そして○印と×印が日本人を示しています。確かにフィンランド人とアメリカ人については、飽和脂肪酸の摂取量が多いほど、心筋梗塞の発症率が高くなっていることが分かります。しかし日本

図6　動物性の脂（飽和脂肪酸）と心筋梗塞

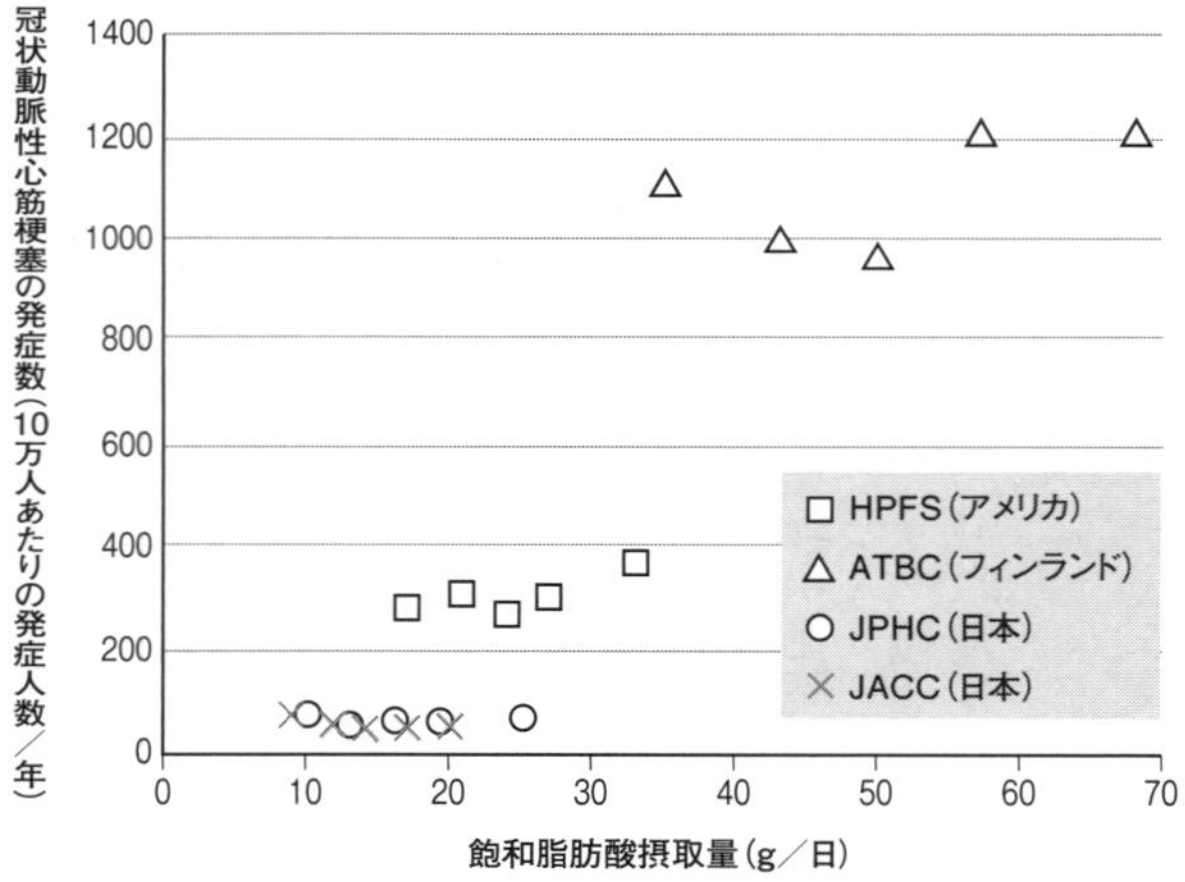

図7　動物性の脂（飽和脂肪酸）と脳卒中

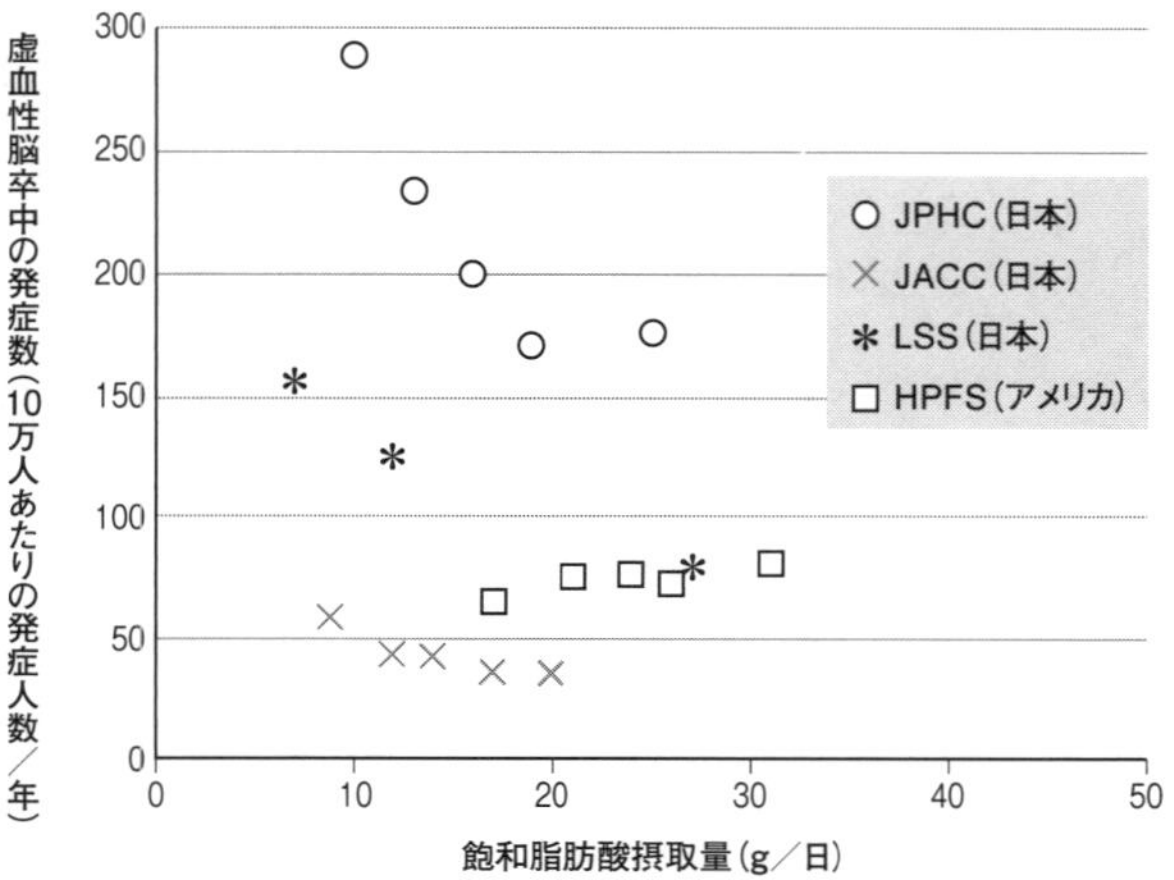

（Eur Hedrt J 2013, 34, 1225-1232）

人限定で見ると、飽和脂肪酸の摂取量が多かろうが少なかろうが、実は心筋梗塞の発症率にほとんど変わりはありません。

動物性脂は脳卒中リスクを減らす

それどころか脳卒中のグラフを見ると、飽和脂肪酸の摂取量が多いほど、発症リスクから逃れられているということが分かります。

○印はＪＰＨＣという国立がん研究センターを中心とした研究グループによるデータ、＊印はＬＳＳという広島県や長崎県を中心にした研究グループのデータ、×印はＪＡＣＣという、名古屋大学と文部科学省を中心にした研究グループのデータ、そして□印はアメリカ人のデータです。

日本人についてはいずれも右肩下がりであることが分かります。○印の最後のところは横軸がフラットになっていますが、脳出血に関しては、完全に最後まで右肩下がりになります。

日本人のデータに限定してみると、３つの信頼できる研究機関がそれぞれ独立して調

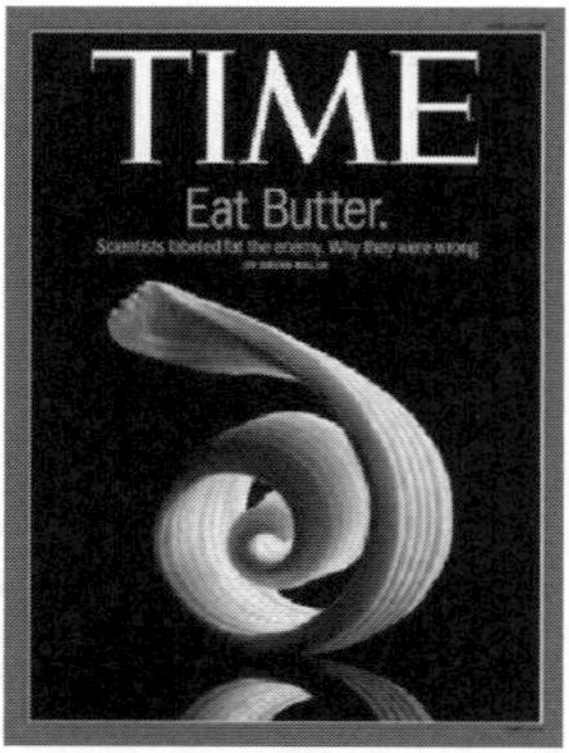

脂質制限は間違っていた、と特集を組んだ、『タイム』2014年6月23日号

べた結果、動物性脂を食べていたほうが、脳が保護されるということを証明したわけです。

〝バターを食べろ〟

アメリカの雑誌『タイム』は、２０１４年６月23日号の表紙で「イートバター＝バターを食べろ」と大きく打ち出しました。いわく〝科学者は脂質を敵だとレッテルを貼りました。なぜ彼らは間違ってしまったのでしょうか〟。油は控えるべきだという、これまで長く信じられてきた常識が間違いだったと断定しているわけです。

タイムの中面では、糖尿病とも関連の深い動脈硬化の予防のためには、積極的にバターなどの脂質を摂ったほうがいいという最新の考え方が紹介されています。

アメリカ人はもともと、心臓病で死亡する確率がもっとも高いので、アメリカ医学界は、いかに心臓病を減らすかということに長年腐心してきました。そして心臓病を引き起こす原因として、脂質を批判する時代が長く続いてきたのです。これが今日も私たちの間に残る、油に対する誤った見方を助長させているのでしょう。

脂質悪玉論の歴史

1950年代にアンセル・キーズという医師が、「セブン・カントリーズ・スタディ」*7という研究で、アメリカ人に心臓病が多いのは油の摂取量が多いからだと指摘しました。その研究が1970年に終了する最後の最後まで、彼は、油の過剰摂取こそが心臓病の原因だと言い切りました。

それを受けて1977年、アメリカの上院でジョージ・マクガヴァンという人がレポートを出し、アメリカ政府は国民に対し、油を控えるように警告するべきだと主張しました。そしてアメリカ政府は公式に、健康のために油を控えるような指導をする方針を固めました。

このような動きを受けて1984年、タイム誌は〝卵とバターを控えましょう。それによって血中のコレステロール値が下がり、アメリカ人は心臓病から保護されます〟と

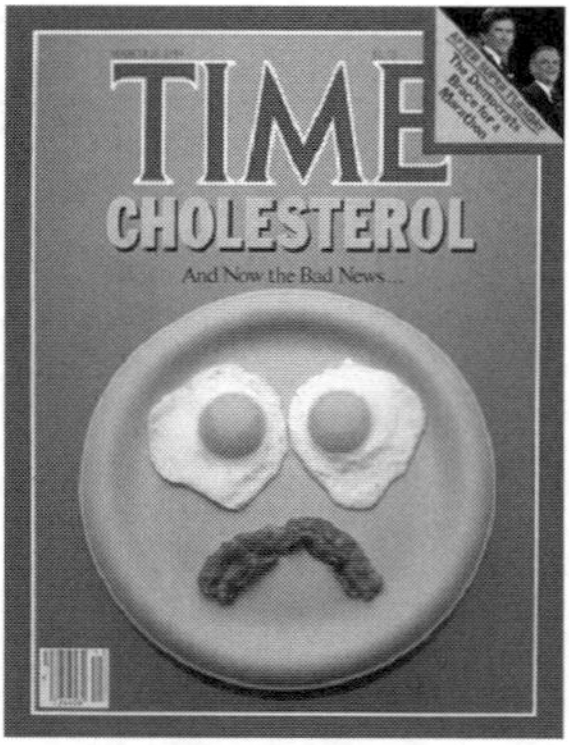

結果的に間違った情報を広めてしまった1984年の『タイム』

大きく打ち出しました。卵とバター、要は食べるコレステロールと食べる油を控えれば、血中のコレステロール値が下がり、動脈硬化による死を予防できるという内容の特集です。この考え方自体は、タイム誌のこの記事が最初のものではなく、１９７７年のマクガヴァンレポート以来、広く普及していたものです。

しかし実際にアメリカ人の油の摂取量が減りはじめたのは、１９８０年代後半からでした。それだけタイム誌の影響力が強かったのだと考えられます。アメリカ人は油の摂取量を減らし、その穴を埋めるかのように、糖質の摂取量を増やしていきました。そして、肥満が激増するのです。

2015年の真実

とにかく、健康のために食べる油を控えるべきだという考え方は、一般には疑われることもなく、長く信じられてきました。ところが21世紀になってからの様々なデータは、たとえ食べる油を控えたとしても、血液中の脂質の指数は良くならないし、食べるコレステロールを控えても血液中のコレステロール値は下がらないということを、明らかにしてきました。そしてついに、意味がないなら控えなくてよい、という2014年のタイムの特集となったわけです。

2015年になり、日本の厚生労働省にあたるアメリカの政府機関は、約40年ぶりに『食事摂取基準』を改訂しました。*8 その内容は、「食べるコレステロールは制限しません。食べる油も制限しません。なぜならば、それらを控えても心臓病の予防にも肥満の予防にもつながらないからです」というものでした。

20世紀のアメリカの『食事摂取基準』は、油の摂取率を食事全体の30パーセントくらいにまで抑えようと提言していましたが、2005年に35パーセントにまで引き上げられ、2015年にはついに上限自体を撤廃したのです。

日本人と脂質

日本でもアメリカと同様、かつて糖尿病の増加は、自動車の普及などに伴う身体活動量の低下と油の摂取の増加が原因であると考えられていました。

しかし現実には、図8が示すように、日本人が油の摂取量を増加させ、同時に糖尿病も増加していたのは20世紀までで、21世紀に入ってからは油の摂取量を減らしたにもかかわらず、糖尿病は増える一方だったのです。

具体的な数字でいうと、1997年には1370万人だった血糖異常者が、2007年には2210万人に激増しています。このグラフから読み取れることは、食べる油を減らしたがために、加速度的に血糖異常者を増やしてしまったのではないかということです。

もし今後、医療従事者に「食べる油を控えましょう」と言われたら、「それは何の目的なのでしょうか?」と聞いてみてください。万一、「動脈硬化症を予防するためです」と言うなら、「どういう根拠でそのようなことを言っているのですか?」と、重ねて聞いてみましょう。答えるだけの知識がない故に怒る医師もいるかもしれませんが、

図8 糖尿病患者数と脂質摂取の関係

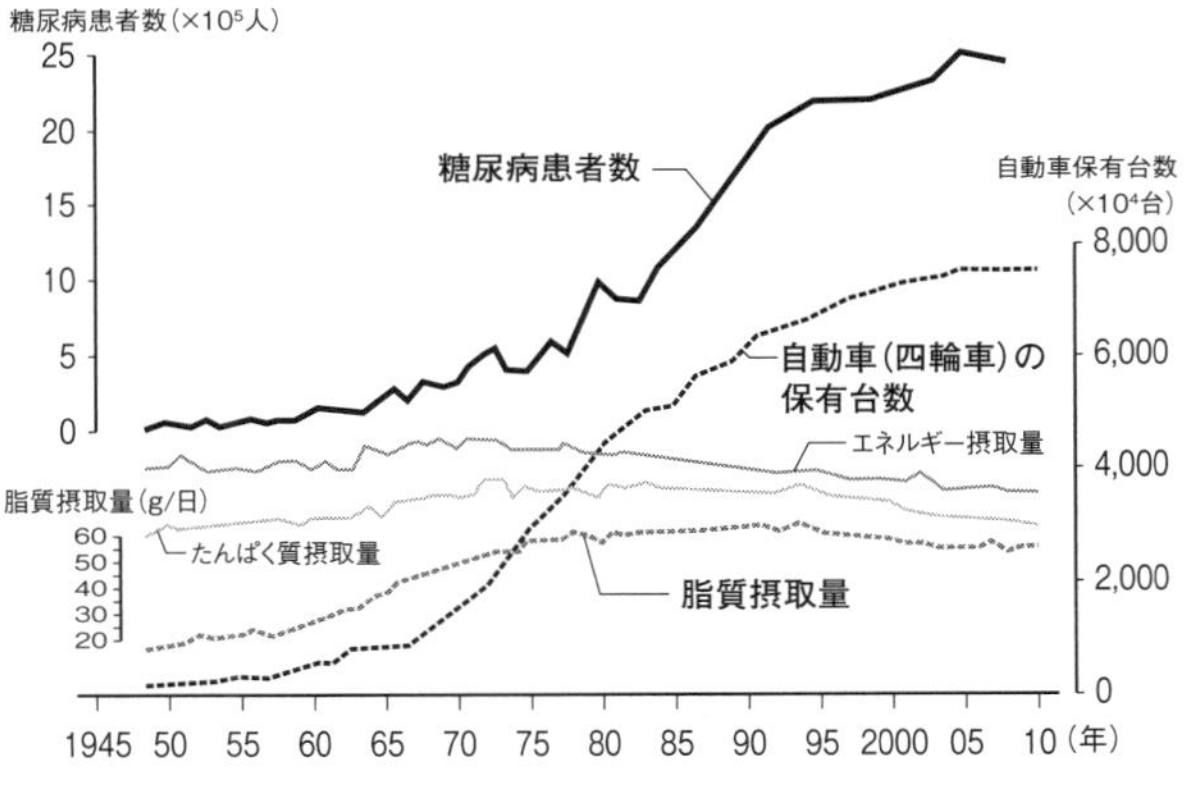

20世紀のころは脂質摂取の増加とともに糖尿病患者数は増加していたが、21世紀になってからは脂質摂取が減少したにもかかわらずさらに糖尿病患者数は増加している。

＊調査日当日に、継続的に医療を受けているもの（調査日には医療施設を受療していないものも含む）の数を次の計算式により推計したもの。
総患者数＝入院患者数+初診外来患者数+再来外来患者数×平均診療間隔×調整係数

（糖尿病療養指導ガイドブック2015）

そのくらい栄養学は今、大きな転換点にあります。

たんぱく質で腎臓が傷む？

糖質を控え、その分たんぱく質を食べすぎると、腎臓に負担がかかって傷むのではないかとか、油を食べすぎると動脈硬化が進むのではないかという懸念を抱く人がいるかもしれません。確かに2008年まではアメリカ糖尿病学会のガイドラインでも「腎臓を保護したかったら、たんぱく質を制限しなさい」といわれていました。[*9]

しかし、2013年には[*10]「たんぱく質の制限はしてはいけません。なぜなら制限しても何もいいことがないからです」となりました。このあまりにも急激な変化に、戸惑われるのも無理もありません。この10年間で、油についても糖質についてもたんぱく質についても、それまで常識だと思われていたことが軒並み打ち消され、正反対になりました。これが今の栄養学です。

たんぱく質を控えようと増やそうと、腎機能には何ら影響がありません。今残っている脂質についての問題点は、量ではなく質に関することです。魚の油と植物性の油と動物性の脂、果たしてどれが一番体に良いのかは、これからまだ検討する必要があります。またトランス脂肪酸という人工的な油と、過酸化脂質と呼ばれる古くなった油、この2つはやはり危険である、というのが今の見方です。

これから先の栄養学

栄養学のこの10年間の激変ぶりについて述べてきました。そうなると、皆さんが決まって心配するのは、この10年でかつて正しいと思われていたことが間違いであるとなったのであれば、今正しいといわれていることも、10年後には間違いといわれ覆る可能性があるのではないか、ということです。そして、それに対する答えは、「その可能性はほとんどありません」ということになります。

この先のパートで詳しく述べようと思いますが、臨床医学の分野で、危険因子と病気発症の因果関係や、治療法と治療効果の因果関係を証明するためには、実験や観察などの研究による裏付けが必要です。エビデンスという言葉で表されるこの裏付けには、信頼度に直結するレベルがあります。

かつて正しいと思われていた栄養学は、エビデンスレベル2の〝観察研究〟で裏付けされていたものであり、何らかの思い込みや誤解を内に含む可能性が残されていました。一方、現在正しいとされている栄養学は、エビデンスレベル1の〝無作為比較試験〟で裏付けされているものです。そこでは、かつての研究ではあったであろう思い込みや誤解が除外できています。

さらに日本人においては、大規模で長期にわたる観察研究（エビデンスレベル2）によっても、糖質制限が良いということが示されています。ですので、現在の栄養学を根底から覆すような研究が今後報告される可能性は、ほとんどないといってもいいのです。

パート2 血糖異常は老化を起こす

老化につながる高血糖

低糖質の食事にすると、血糖の上昇の幅が小さくなります。これが糖質制限の食事法が良いとされるゆえんです。

高血糖の状態になると、体の色々なたんぱくに糖がくっついてしまうという現象が起こります。これを糖化反応（グリケーション）といいます。体内のたんぱくが糖化を起こすと機能が低下し、変化してしまうといわれていて、**この糖化反応は老化の一つと考えられています。**

血糖の上下動が危険

また、血糖の激しい上下動は、酸化ストレスを引き起こします。酸化ストレスとは、酸化反応によって起こる有害な作用のことで、**老化や細胞のガン化などと関わっています。**

鉄が錆びるのも酸化ですが、この時、鉄は酸素とくっつきます。水の場合で考えると、通常の水はH_2Oですが、酸化するとＯが１つ増えてH_2O_2、過酸化水素水となります。過酸化水素水は別の物質に酸素をくっつける触媒になり、酸化がさらにどんどん進んでいきます。これが細胞の中で発生すると、体の様々な反応が起きてしまいます。これが酸化ストレスです。

老化という現象は酸化ストレスによってＤＮＡがダメージを受けたり、糖化（グリケーション）によってたんぱくがダメージを受けたりすることによって起こると考えられています。

酸化ストレスで脳細胞が死ぬ

脳[*11]のモデル細胞を使った実験では、脳細胞に酸化ストレスを加えると、細胞死が起こるということが分かっています。

図9　血糖値の変動と血管内皮細胞の細胞死

血糖値90mg/dlの状態

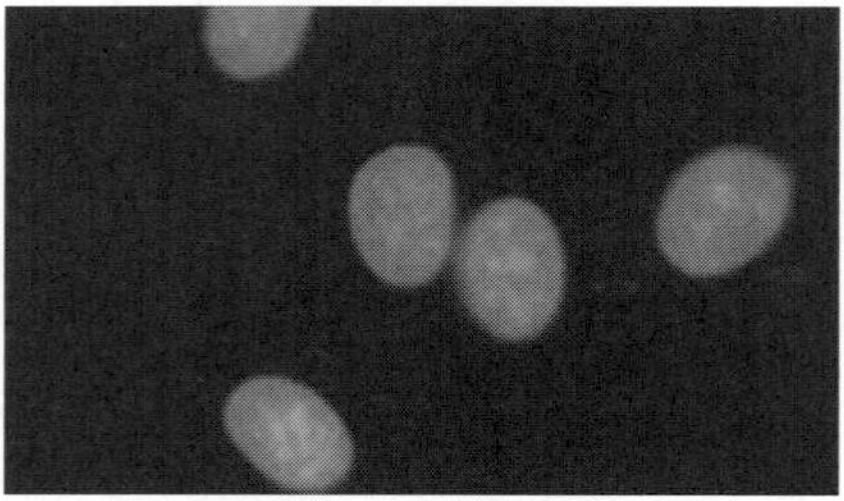

輪郭はシャープで美しい

血糖値360mg/dlの状態

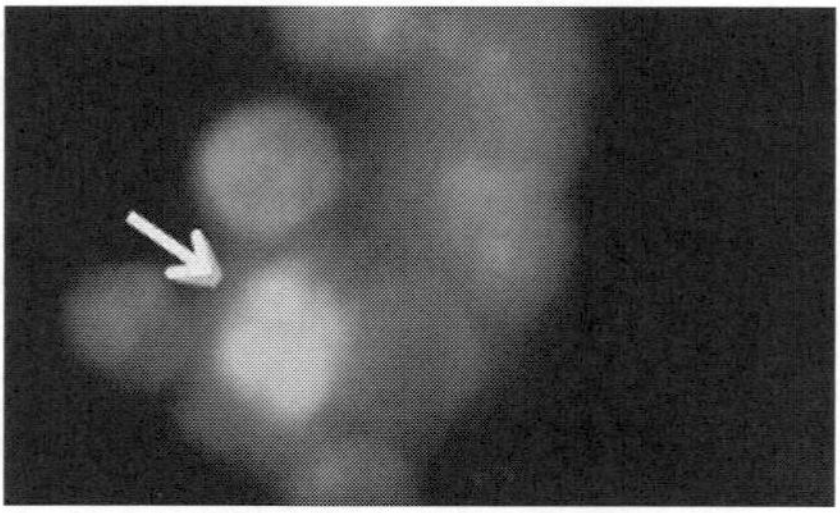

水分を取り込み輪郭がぼやけている

血糖値90↔360mg/dlを繰り返した状態

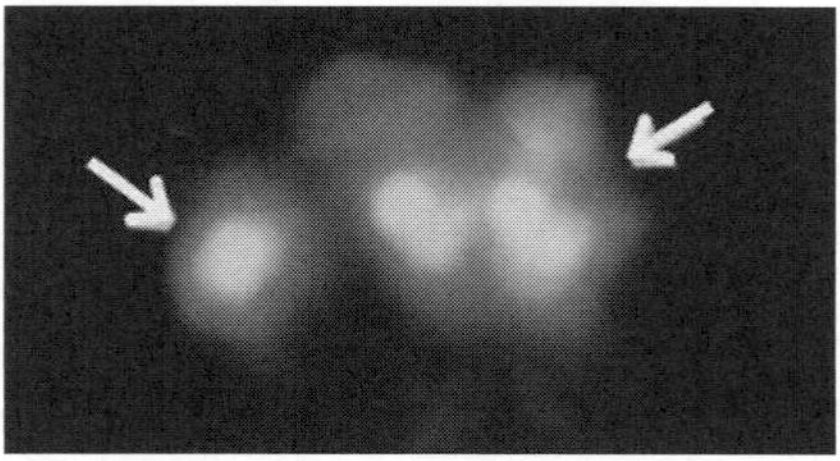

多くで細胞死が起こっている（白く光っている部分）

（Am J Physiol Endocrinol Metab 2001 281, E924-E930）

図9は、血糖値を1日目90、2日目360、3日目90、4日目360と、大きく上下動させた時の血管内皮細胞の様子を調べた顕微鏡写真です。正常値である血糖値90だと細胞の輪郭はシャープで、すごくきれいな姿をしています。一方、非常に高血糖な値である360の時、細胞は水分を欲し、内部に水を引っ張り込むため、ふやけて輪郭がぼやっとした状態になります。

そして、90と360を繰り返し行ったり来たりすると、多くの細胞が死んでしまいます。写真の中の白くキラリと光ったものが、死んでしまった細胞の姿です。

もちろん高血糖自体も細胞の死を生みますが、血糖値が激しく上下動を繰り返すほうが、細胞が死ぬ確率は上昇します。激しく上下動するよりも、高血糖のまま安定しているほうがまだましかもしれません。

実際、血糖の上下動の大きさを横軸、認知機能を縦軸に置いたグラフ（図10）を見てみると、**血糖の上下動が大きければ大きいほど、認知機能が低下する**という結果が出ています。血糖の激しい上下動が起こった結果、多くの脳細胞が死に、認知機能が低下していくということになるわけです。

図10　血糖値の変動と認知機能

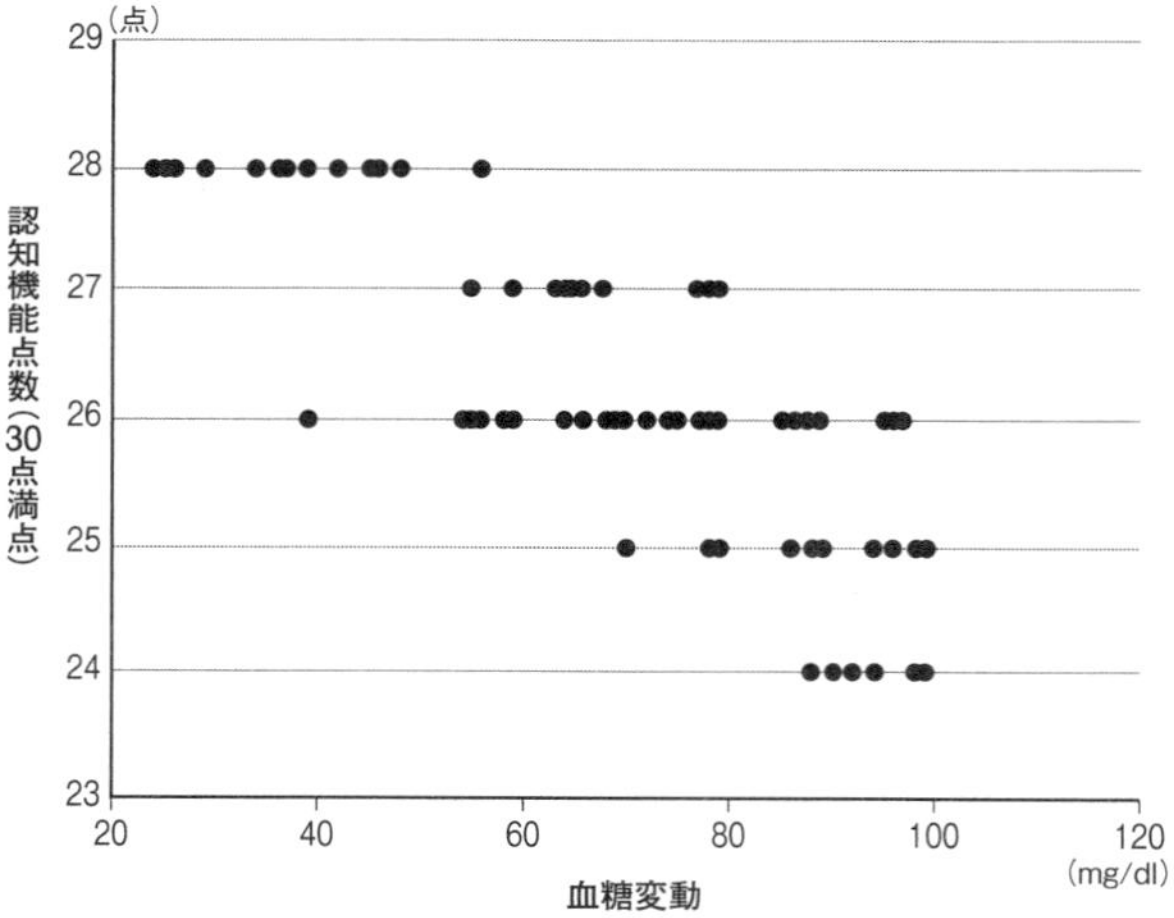

血糖変動が大きくなるほど、認知機能の点数が下がっている。

(Diabetes Care 2010, 33, 2169-2174)

血糖値の上下動とアルツハイマー病

血糖値の上下動の大きさが、認知機能と関わり、負の相関関係にあるということは、ほぼ間違いがありません。

実はこれから先、アルツハイマー病に代表される認知症は、発展途上の貧しい国で増えるといわれています。認知症の患者さんは高齢者が多いので、アルツハイマー病は長寿の人が多い先進国の問題だという印象が強いと思いますが、貧しい国では若い頃からの認知症、いわゆる若年性アルツハイマーが増加すると考えられ、医学雑誌『ランセット』[*12]に警告が掲載されました。

食べ物とエネルギーあたりの費用＝エネルギーコストを考えると、一番安くエネルギーを確保できる食品は油です。しかし油をそのままごくごくと飲む人はいないので、普通の食べ物で安いものと考えると、次にくるのが穀類なのです。必然的に、貧しい国ほど安い穀類でエネルギーを摂ろうと考えます。糖質を大量に摂取することになり、そして血糖の上下動が激しい日常生活を送ることになります。その結果として糖尿病や認知症が増えるだろうと考えられているのです。

食後高血糖で心臓病、皮膚にも悪影響が

血糖が上がることによる悪い影響は、細胞だけではなく、血管や心臓そのものにも現れます。空腹時血糖値が単体で高い人と、空腹時血糖値は標準で食後の血糖値が高い人、完全な糖尿病の人、この三者の死亡率を調べた研究があります。血糖値が高いというのは、空腹時血糖110以上、食後血糖140以上という数値の人です。

心臓病で死んでしまう割合がもっとも高かったのは、完全な糖尿病の人でした。その次が食後のみ血糖値が高い人であり、空腹時のみ血糖値が高い人の死亡率は、食前・食後とも血糖値が正常な人とほとんど差がありませんでした。[*13]これは山形県の舟形町とい う町で調べられたデータです。それと同様に、ヨーロッパで調査されたデータでも、あらゆる原因での死亡率の高さは、空腹時血糖値よりも食後の血糖値によって規定されているという結果が出ています。[*14]

つまり、食前及び食後の高血糖はもちろんですが、空腹時血糖値が正常でも食後血糖値が異常な場合、心臓病をはじめとする重大な病気の発症リスクとなり、死亡率を高めているということが分かります。

また、皮膚の蛍光性を調べると、皮膚も間違いなく高血糖、糖化反応によって変化を起こしているということも分かっています。肌の老化にも高血糖が関係している可能性があると考えられます。

普段から空腹時血糖値だけを見ていて自分は正常だと思っている人の中にも、糖質過多の食事で、食後血糖をぐんぐん上げていることがあります。そんな人はこの時点で、体の中で糖化反応が起こっているということを認識していただきたいと思います。

インスリンの働きとリスク

このように高血糖、あるいは血糖の激しい上下動は体を悪くする原因となりますが、それに対抗するために、人間の体の中では血糖を制御するホルモンが作り出されます。それが、本書でも既に何度か登場しているインスリンです。

インスリンは食事によって血糖が上昇すると、すい臓から分泌されます。そして臓器の細胞が血糖をエネルギーとして利用したり、蓄えたりすることができるような働きをします。

インスリンが通常の濃度で正常に働いている間はいいのですが、糖質をいっぱい食べて、インスリンの分泌が完全に間に合い、血糖の上下動がさほど起こっていなかったとすると、今度はインスリンが過剰に出すぎている高インスリン血症という状態になります。この高インスリン血症も問題となります。

実はインスリン自体が、ガン細胞を増殖させてしまう原因なのではないかともいわれています。また、インスリンの働きで脂肪細胞の取り込み口が開き、細胞にエネルギーが入っていくので、インスリンの分泌が過剰だと、血糖値は正常だけれど太るという現象が起こります。

このように、高血糖そのものも血糖の上下動も良くないですし、インスリンの分泌が多くなりすぎることも良くない。ということは、糖質摂取量を少なくして、必要最小限のインスリンで血糖値をなだらかに保っていくというのが、体にとっては一番負担が少ない方法だということになるのです。

すい臓のアンチエイジングを目指そう

同じ量の糖質を食べても、若い人に比べて高齢者のほうが、血糖が上がりやすくなります。年齢とともに、すい臓からのインスリンを分泌する能力が、衰えてくるからです。これはどんな方でもある程度は仕方のない、老化現象の一つといえます。

ただし、弱くなるスピードには個人差があります。常々、多くの糖質を食べていて、インスリン分泌の頻度が多いほど、すい臓に負担がかかって早く傷みやすいと考えられています。また、普段から筋肉を使っている人ほど、インスリンに対する反応性がいいということも分かっています。

毎日の食事を低糖質なものにした上で、トレーニングをしてある程度の筋肉量を保っていれば、すい臓もアンチエイジングができて血糖が上がりにくい体になります。

血糖値の上下動と体の反応

健常者、特に痩せている女性で、血糖値が下がったために手が震えたり、気持ちが悪くなったりするという方がいます。ＳＵ剤という飲み薬やインスリン注射を使って、血糖値を抑制している糖尿病の患者さんでも、薬の副作用として起こる現象です。

これはインスリンの過剰分泌によって起こる、反応性低血糖という状態です。たくさんの糖質を食べた後、すい臓からインスリンが出てきますが、血糖値の上昇に追いつけないと、時間を追って大量のインスリンが分泌されていきます。そうするとインスリンの働きで徐々に血糖は正常値まで下がっていきますが、高濃度のインスリンが体に残ってしまい、今度は逆に血糖値を下げすぎてしまうことになります。

実は手が震えたり気持ちが悪くなったりというのは、下がりすぎてしまった血糖を上げるためにカテコラミンというホルモンが分泌されているというしるしです。ほうっておいても血糖は勝手に上がり、落ち着いてきます。ですが、手が震えたり気持ちが悪くなったりするほか、ドキドキしたり汗をかいたり、嫌な焦燥感が出たりすることがあります。そんなときは、できるだけ早く糖質を口に入れ、症状を解除したほうがいいでしょう。

このように、反応性低血糖の症状の短期的な解除法は、糖質を摂って血糖値を上げることですが、予防法として適切なのは、逆に日常的に食事を低糖質なものにして糖質の摂取を控え、常に血糖が上がりすぎないようにすることです。

パート3　ケトン体について

脳と赤血球はブドウ糖が大好物

極端な糖質制限を推奨する人たちの中には、ケトン体が出れば出るほどいい、という方もいますが、それは本当でしょうか。

ケトン体の説明の前に、まずブドウ糖のことを理解してもらわなければいけません。ブドウ糖とは、$C_6H_{12}O_6$の構造を持つ糖の一種で、動物はこのブドウ糖と脂肪酸を、主なエネルギー源にしています。

しかし人間の脳には、血液脳関門という障壁があって、脂肪酸が入っていけない構造になっています。そのために脳はブドウ糖が大好物なのです。また血液中の赤血球は、エネルギー源として、ブドウ糖しか使うことができません。

長期間ブドウ糖が摂れていなくても、赤血球と脳以外は体脂肪から切り出してきた脂肪酸をエネルギーに使えるので、何も影響がありません。しかし脳と赤血球はブドウ糖を使い続けます。ブドウ糖が摂れないままさらに時間が経過すると、脳はブドウ糖を赤血球に譲り、その代わりを欲するようになります。そのとき、脳がエネルギー源として使うのがケトン体という物質です。

ケトン体は、βヒドロキシ酪酸とアセトン、アセト酢酸の3つの総称で、こちらも基本的には人間の体のエネルギー源となります。インスリンはケトン体の合成を抑制するので、血液中のインスリン濃度が十分な通常時、ケトン体の血中濃度は低く保たれています。飢餓状態が長期にわたって続いたときに初めて、ケトン体が出現します。

ケトン体は脳のサルベージ機構

ブドウ糖が減り、インスリンの血中濃度が低くなると、肝臓が脂肪酸を使ってケトン体を作り出すようになります。ケトン体はブドウ糖と同様、血液脳関門を越えることができるので、脳細胞はケトン体を使って生きていくことができます。つまり、ケトン体は飢餓に対する人間の体のサルベージ機構、逃げ道として存在しているわけです。

整理すると、ブドウ糖、脂肪酸は日常における人間の体のエネルギー源。細胞によって好みが分かれ、例えば心臓は脂肪酸が大好き、脳と赤血球は前述のようにブドウ糖が大好きで、赤血球は完全にブドウ糖しか使えません。普段の脳はブドウ糖しか使っていませんが、ある一定の状態になるとブドウ糖を赤血球に譲り、肝臓が脂肪酸を使って作り出したケトン体を使うという状況になるのです。

ケトアシドーシス

このケトン体の量がある一定の範疇に入っているうちは、何も怖いことはありません。怖いのは、一定の範疇を超えてくる場合です。

例えば、自身の体ではインスリンがまったく出せなくなった1型糖尿病の人の場合、肝臓で無制限にケトン体が作られます。

通常、インスリンは脂肪酸の切り出しにブレーキをかけ、血中の脂肪酸濃度を抑制する働きをしていますが、インスリンがなくなってくると脂肪酸が増えてきて、肝臓はどんどんケトン体を作っていくようになるのです。

確かに脳はケトン体を使って生きていけますが、一方で血中にケトン体があまりに溜まってくると、今度は体全体のバランスが酸性に傾いてしまいます。人間の細胞は、ペーハー7・4前後でなければ生きていけません。6・9から7・0になってくると危険です。これがケトアシドーシスという状態で、命に関わるくらいの意識障害が起こってしまうことがあります。

そのため、1型糖尿病を普段から診ている糖尿病の医者は、ケトン体が怖いのです。

一方、普段は1型糖尿病を診ていない医者はケトン体に免疫がなく、怖いものだという認識が薄いようです。

正常な場合の血中ケトン体濃度は100マイクロモル/ℓ以下ぐらいですが、私自身の印象としては1000マイクロモル/ℓ以下であれば、特に怖いことは起こらないと思っています。健常な人でも、何らかの理由でずっと食事ができず、ちょっとした飢餓状態になると、体はやはり脂肪酸を使ってケトン体を作り出します。そのときのレベルがおおよそ数百マイクロモル/ℓなのです。

しかし、その値が1000マイクロモル/ℓを超えてくると危険です。健常者はほとんどそこまでいきませんし、1000マイクロモル/ℓまでは筋肉のほうでも積極的にケトン体を利用しますが、それを超えると利用が増えていきません。[*15] すると後はどんどん溜まる一方になってしまい、ケトアシドーシスを引き起こすことになってしまいます。

ケトン体で老化予防?

最近、ココナッツオイルで認知症が治るという本が出版され話題になりました。その本では、ココナッツオイルを摂ることによって分泌されたケトン体が、脳のエネルギーとして働き、アルツハイマー病が改善するという論が展開されています。

ココナッツオイルは中鎖脂肪酸を含んでいます。中鎖脂肪酸は他の脂肪酸と違い、直接肝臓に入ることができます。他の一般的な脂肪酸は長鎖脂肪酸といって、一旦リンパに入って全身で薄まった状態になり、その一部だけが肝臓に入ります。なおかつ、カルニチンという物質がないとケトン体を作るミトコンドリアの中に入ることもできません。

一方、中鎖脂肪酸は直接肝臓に入れるし、カルニチンを使わなくてもミトコンドリアに入れるので、そのときにインスリンの血中濃度が低ければ、非常に効率よくケトン体に変わることができるのです。そのため、中鎖脂肪酸を含むココナッツオイルはケトン体を多く作り、それが脳細胞のアンチエイジングになる、ひいてはアルツハイマー予防になると謳っているわけです。

脳[*16]細胞に負荷をかけたとき、ケトン体が周りにあると保護され、実際に酸化ストレスに対する抵抗力になるという細胞実験もありますので、確かにケトン体に脳のアンチエイジング作用があるとしても、不思議ではありません。

ただし、インスリンの血中濃度が十分にあるときにココナッツオイルを単独で食べて、本当にそういうことが起こるのか、という疑問が残ります。

ココナッツオイルとケトン体

実際のところ、糖質制限をせずにココナッツオイルを食べても、ケトン体は作られません。血糖が上がってインスリンが出ている間は、体がケトン体を利用しないからです。

中鎖脂肪酸を多く含むココナッツオイルがケトン体を作り出し、アルツハイマー病に効くという情報から、チャーハンをココナッツオイルで作ったり、カレーの隠し味にココナッツオイルを使ったりしている人がいるようですが、お米という糖質を多く含む食品にココナッツオイルを加えても、ケトン体は作られず、まったく無意味だと思います。

ココナッツオイルに関しては、ミランダ・カーの美貌の秘密は、彼女が毎朝ココナッツオイルを摂っているから、という話もあるそうです。それで若い女性は美容のため、お年寄りはアルツハイマー予防のために、ココナッツオイルがよく売れているようです。

しかし冷静に考えてみると、ミランダ・カーの美貌は生まれついてのものでしょうし、糖質制限なしでのココナッツオイルは、このようにまったく効果を期待できません。

通常の食事でインスリンが十分に分泌できているときに、ココナッツオイルを加えても、普通に油として燃やされるだけです。ただ一つの利点としては、同じ量のご飯を食べるとき、油をまとわりつかせたほうが、血糖の上昇を抑制できるということは分かっていますので、普通のご飯よりもチャーハンにすることには意味があります。でもそのときに使う油は、ココナッツオイルでなくても、オリーブオイルでもゴマ油でもいいのです。

ケトン産生食

体にとってケトン体は、あくまで非常事態の栄養源です。しかし病気の治療のために、意図的にケトン体を作り出さなければならない人たちもいます。体がケトン体を作り出すように仕向けるための食事を、ケトン産生食といいます。

小児の難治性てんかんという病気は、血中のケトンを増やすことにより、てんかん発作を予防することができます。またＧＬＵＴ１欠損症という、脳のブドウ糖の飲み口が潰れてしまっている病気もてんかんを起こしやすいのですが、こちらもやはりケトン体だけが脳のエネルギー源になると考えられています。

こういう病気の患者さんたちは、ケトン体がないと脳細胞のエネルギー源が足りなくなってしまうので、ケトン産生食を食べることによって、効率的にケトン体を作りたいわけです。

そのためにはまず、糖質制限をします。厳格にやればやるほどケトン体が増えていきますので、1日に摂取する糖質を50～60グラム以下に抑えます。しかし一方、厳しい糖質制限は、食事の幅を非常に狭めて楽しみがなくなってしまうという問題があります。

難治性小児てんかんの子どもたちのケトン産生食は、おいしく作るのが非常に難しいので、子どもたちがあまり食べてくれず、ドロップアウトしてしまうことが多いようです。難治性小児てんかんの子のお母さんたちは皆、いかにおいしくケトン産生食を作るかという苦労をしています。

そこで、できる限り料理のおいしさを生かしたまま、効率的にケトン体を作る方法が必要になります。糖質摂取量を抑えてケトン体が出てきたときに、中鎖脂肪酸を加えると、高濃度のケトン体が作られます。この用途のためにココナッツオイルを使うのであれば、非常に理にかなっていますし、実際にケトン産生食の世界では実践されています。

結局ケトン体とは?

このように脳単独の細胞で考えたとき、ケトン体が利益になるということは確かです。また、血中のケトン体濃度が高くなると尿に漏れ出てくるので、これによってエネルギーが排出され、痩せやすくなるという利点もあります。これが本書の後半で触れるアトキンスダイエットの理論です。

しかしアルツハイマー病に有益であり、かつダイエット効果が望めるからと、ケトン体を体の中でどんどん作るべきだというのはやや早計です。*17 ケトン体が増えすぎることで、血管内皮細胞の機能が落ちてくるというデータがいくつもありますし、前述のようにケトアシドーシスという命に関わる危険につながる可能性もあります。

ケトン体は基本的にエネルギー源ですから、本来は体の活動のために利用されなければいけないものです。そのため、私たちが推奨するロカボの場合、ケトン体の扱いは保留にしています。ケトン体を出すような極端な糖質制限のリスクが示唆されている以上、まだ積極的にやるべきではないというのが私のスタンスです。

第3章　カロリー制限は意味がない

パート1　カロリー制限に対する疑念

メタボ対策としてのカロリー制限

重大な病気、そして死のリスクにつながりかねない生活習慣病や血糖異常を、どうやって根絶すればいいのか考えていきましょう。

生活習慣で真っ先に問題になるのは食事ですが、読者の皆さんは恐らく小さな頃から「食事は腹八分目が健康にいい」と教えられてきたのではないでしょうか。

厚生労働省もこれまで、メタボ対策としてカロリー制限を推奨してきました。確かにカロリー制限は今でも太っている人の減量法としては有効です。

しかし、カロリー制限の食事は、おいしくない・量が少ない・楽しくない、と、苦痛が多く、続けるのが非常に困難なものです。また、厚生労働省が作成している日本の『食事摂取基準』を見てみると、人が「これだけ食べている」と思ったカロリーは、実際にその人が摂取したカロリーの80パーセント平均だということが示されています。しかも、太っている人ほどその パーセンテージが60パーセント程度にまで低くなります。自分では1200キロカロリーしか食べてないと思っていても、実際は2000キロカロリー摂取しているということが多く、これがさらにつらさにつながります。

さらに、日本糖尿病学会もまだそれを公式には認めていませんが、糖尿病患者の血糖管理法として、カロリー制限は間違っているのではないかといわれはじめています。

実際に、これまで良いと考えられていた、腹八分目のカロリー制限について疑念を抱かされる、ある研究報告があります。

カロリー制限は本当にアンチエイジングにいい?

2009年に雑誌『サイエンス』で、アカゲザルを使った20年間の研究が発表されました。[*18] アカゲザルが大人になった途端、それまで食べさせていたエネルギーの70パーセントの量までエサを減らすように介入をした実験です。

それによると、そのまま100パーセントで食べさせ続けていたグループよりも、70パーセントのカロリー制限のグループのほうが毛並みは良くなり、生存率は高まり、心臓病とガンは減り、さらに死んだ後に脳を見てみると、容積もしっかり残されていたというデータが示されました。従ってカロリー制限はガンにも動脈硬化にも効果があり、実際に死ににくくなる上に認知症にもいい、いいこと尽くめであると結論づけられていました。

しかしその一方、NIA（米国立老化研究所）というグループが行い、2012年の『ネイチャー』で発表されたほとんど同じ研究では、[*19] カロリー制限のサルと無制限のサルの生存率に差はつかなかったのです。

アカゲザルの研究から見えてきたこと

カロリー制限の効果を実証したように見えるアカゲザルの研究で、一つ注目すべきことがあります。実はトータルな平均値で見ると、死亡する年齢に差はつかなかったのです。年齢関連の死亡で見たときには確かに差がついていますが、トータルな平均値では差がつかない。これはどういうことかというと、カロリー制限をしているグループでは、喧嘩が発生し、けがを負って若くして死亡する確率が少し多かったからなのです。要するに、お腹いっぱいにならないから、イライラして喧嘩になってしまうのではないかということが推測されます。

そこにはっきりと因果関係があるかどうかは定かではありませんが、現象論としては確かにそうだったのです。このことからも、カロリー制限が必ずしも手放しでいいことだらけだとはいえないということになってくると思います。

カロリー制限で心臓病は減らない

また、実は動物の〝餌〟ではなく、人間の〝食事〟では、カロリー制限の効果についてきちんと検証がなされたことがありません。実際問題として人間についていえば、カロリー制限の効果というのは、ほとんど根拠がないのでないかというのが、最近のデータに出ています。

例えば2013年にLook AHEADという試験で、人が1日に1200～1800キロカロリーを食べ続けた場合の研究結果が報告されています。[*20] 日本人はだいたい1日に2000キロカロリーを食べていますので、ちょうど腹八分目くらいの食事の量です。

これを10年間続け、同時に運動量も増やしました。

その結果、確かに10年で体重は平均6～7キログラム減っていました。カロリー制限による体重の減量効果は認められたのです。

しかし残念なことに、**心臓病はまったく減っていませんでした。**人間はアカゲザルとは違っていたのです。

カロリー制限で骨密度が減少

図11の濃い線はカロリー制限をしていたグループの心臓病の発症率、薄い線のほうはカロリー制限をしていなかったグループの発症率です。10年間、お腹が空くのを我慢して我慢して、6～7キロも体重を減らしても、心臓病を減らすことはできなかったのです。その代わりに一つ、カロリー制限をしたことで減少してしまったものがありました。それが骨密度です。

図12の濃いバーがカロリー制限をしていたグループ、薄いバーがカロリー制限をしていなかったグループです。特に男性で顕著なのですが、カロリー制限をした側でのみ骨

図11　カロリー制限の有無と心臓病の発症率

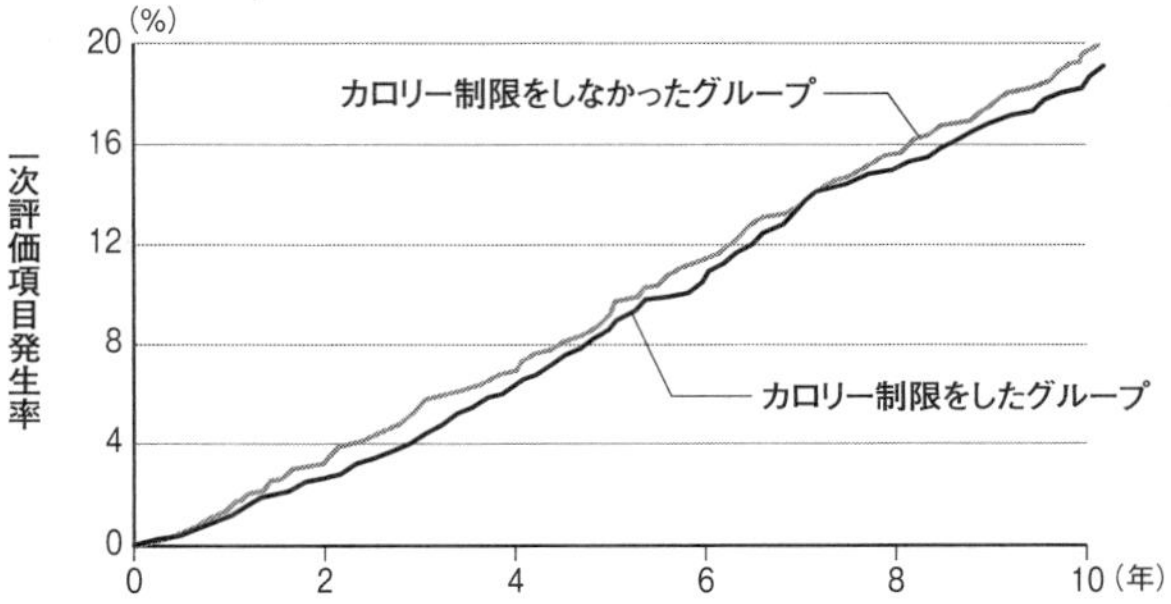

カロリー制限をしても心臓病の発症率は減らなかった。

（N Engl J Med. 2013；369：145-154）

図12　カロリー制限と骨密度の減少

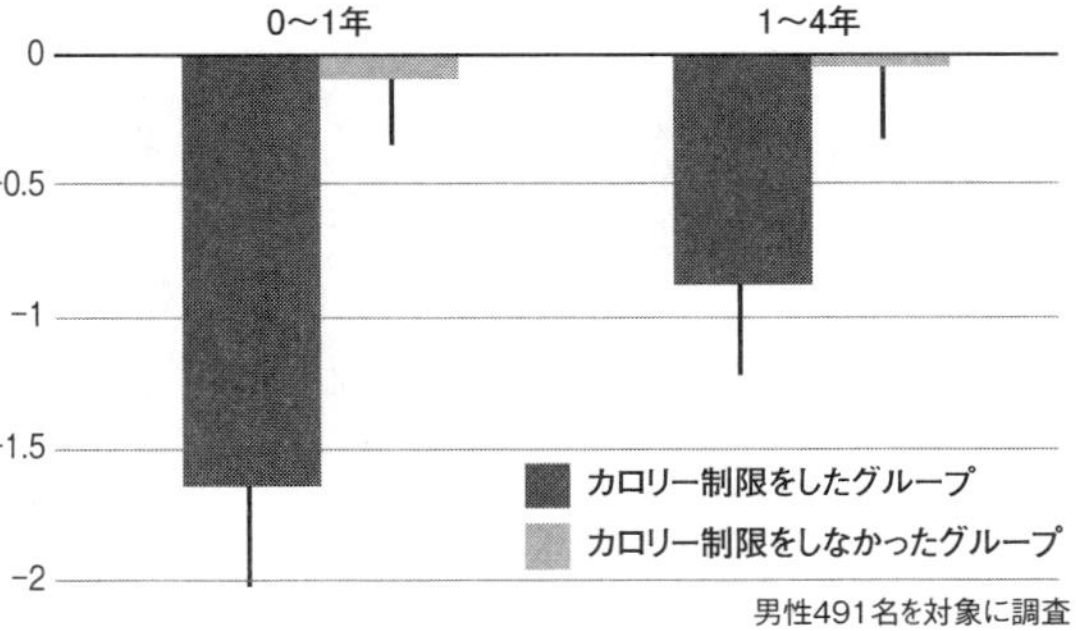

カロリー制限をして減ったのは、大腿骨の骨密度だった。

（Lipkin EW et al. Diabetes Care 2014, 37, 2822-2829）

密度が低下しています。

生活習慣病を一昔前の呼び名である成人病という言葉通りに、〝エイジング〟と置き換えるならば、カロリー制限はアンチエイジングどころではなく、エイジングを促進しているのではないかという結果になってしまったわけです。

アカゲザルではアンチエイジングに効くといわれたカロリー制限が、人間では骨粗しょう症のような病気を引き起こす原因になり、またカロリーを減らせば筋肉が削られるのは確実なので、将来寝たきりになるリスクの高いロコモティブシンドロームの要因となる可能性までも指摘されるようになりました。

現時点で骨や筋肉を削らずに行うカロリー制限の方法は確立されていません。前章でお伝えした脂質制限の場合と同様、カロリー制限の効果には今、大きな疑問符がつきはじめているのです。

疑わしいカロリー制限優越論

このように、モデル動物やモデル細胞の実験や観察で出た結果を、そのまま人間に当てはめることはできません。人間を対象にした研究で得られたデータでなければ、人間にとって本当に有効かどうかは証明できないからです。

その点、緩やかな糖質制限に関しては、人間を対象にした無作為比較試験というもっとも信頼できる方法で調べた結果、健康との関係がはっきり証明されています。

ところで、最近また、ダイエット効果において脂質制限のほうが糖質制限に勝るという論文が発表され、ネットニュースなどでも話題になりました。しかしそのレポートをよく見てみると、脂質制限群と糖質制限群のどちらも、厳格なカロリー制限の食事を完璧に継続するという、人間世界ではまずありえない環境下に置き、その上でどちらが優れているかを比較した研究でした。*21

カロリー制限の限界

現実には、カロリー制限をずっと続けられるという人はまずいません。現実の臨床の世界では「あなたは糖質制限しなさい」「あなたは脂質制限しなさい」「あなたはカロリー制限しなさい」と指導してやってもらった結果、糖質制限がもっとも治療成績が良いので、それだけ有効な治療法だということになります。

実際に食事制限をやってもらうように指導し、守れなかった人も含めてそのすべてを比較するやり方は、インテンション・トゥ・トゥリート（ＩＴＴ）解析といいます。一方、ちゃんと守れた人の例だけを集めて比較する方法は、パープロトコル解析と呼んで区別されます。そしてもちろん、実臨床の現場ではインテンション・トゥ・トゥリートの結果のほうがものを言います。実際にやれた人に限定したパープロトコルのデータは、やれない人がいるという現実を無視した、きつい言い方をすれば嘘のデータなのです。

インテンション・トゥ・トゥリート解析では、糖質制限の食事療法の治療効果は、他の食事療法に負けたことがありません。

そもそも実臨床の現場では、何がベストかを求める研究は不必要です。食事療法をする人にとって、どういうオプションがあるかということをどんどん増やしていかなければいけないのです。カロリー制限でも糖質制限でも、やれない人というのは必ず存在するので、それでは、その人には何がいいのかというオプションを広げていくのが、臨床での正しいやり方です。特殊な環境を無理やり作り、どちらがベストかを決めようとする研究は、実際にはほとんど意味をなさないと私は思っています。

パート2　コレステロールと糖質制限

コレステロールとは

コレステロールというのは、脂質の一部です。人間にとってエネルギー源となるのはたんぱく質、脂質、炭水化物の3つだということは既に述べましたが、コレステロールはエネルギー源にならない脂質です。コレステロールはホルモンの原材料であり、細胞膜や胆汁酸という消化液の構成成分ともなります。従って人間が生きていく上での必須要素です。しかし、低比重リポ蛋白（ＬＤＬ）の中に含まれるＬＤＬコレステロールは、動脈硬化との関連が深いことから悪玉コレステロールとも呼ばれ、健康を害するものとして減らすべしとされています。

コレステロールはエネルギー源ではないので、運動で燃やして減らすことはできません。コレステロールを下げたいと思ってウォーキングをしている人は、気の毒ですがまったく無駄な努力をしているということになってしまいます。

コレステロールは高いほうがいい?

数年前、コレステロールが高い人のほうが、脳梗塞になりにくいという説を唱える人が出てきました。しかしこれは実臨床の現場をまったく知らない人による、途方もない意見のように感じられます。

基本的に低コレステロール血症の人は、寝たきりなどで低栄養状態にある高齢の方の場合が多いものです。そういった方たちは口から物を食べられず、点滴や胃ろうでなんとか体に栄養を入れていきます。当然、その背景としてすでに脳梗塞の既往がある、いわばいつ何時再発してもおかしくない予備軍のような情況の人たちということになります。

そのような観察研究を見れば、確かにコレステロールが高い人のほうが脳梗塞になりにくいという結論を導き出せるでしょう。しかし、動脈硬化が問題になっているようなもっと若い人に視線を移せば、コレステロールの血中濃度の問題はまったく違う意味合いを持ってきます。そこを履き違えてしまうと、低コレステロール血症＝脳梗塞、だからコレステロールは下げちゃいけないという、おかしなストーリーができてしまうのです。

コレステロールを減らすために

では、悪玉コレステロールを減らすためにはどうすればいいか。食べるコレステロールの量を減らせばいいかというと、そう簡単なものでもありません。コレステロールはホルモンの原材料です。飢餓のたびにコレステロールがなくなり、ホルモンが作れなくなるなら、その生物はすでに淘汰されているはずです。我々人類が今、生き残っているということは、食べるコレステロール量が減ったとしても、肝臓が作り出してきたということを証明しています。

確かに食べるコレステロールを減らすと、一時的には血中のコレステロールが減少します。しかし同じ食事を続けていたとしても、数か月で元に戻ってしまいます。だから実際問題として、日本でもアメリカでも2015年版の『食事摂取基準』では、食べるコレステロール摂取量の制限がなくなりました。

血中のコレステロールが高いと、やはり動脈硬化を惹起します。だから下げなければいけません。運動もダメ、食事もダメとなると、基本的にコレステロールを下げる一番有効な方法は薬ということになります。しかし、それを言ってしまうと身も蓋もないので別の解決法を探すならば、太っている場合にはまず痩せることです。痩せれば血中のコレステロールが下がるということがよく経験されています。

糖質制限とコレステロール

糖質制限食[*22]は、短期的にはコレステロールを上げる方向に働きます。ですが、長期的に見ると、逆に下がってくるという論文があります。私たちの取ったデータでは、糖質制限をやったときのコレステロール値は、3分の1の人で下がり、3分の1が変わらず、残りの3分の1の人は上がりました。要するに糖質制限をやったとしても、コレステロールが上がるか下がるかは、正直言ってはっきり分からないのです。

糖質制限食[*23]は血糖・体重・血圧・脂質を改善します。ここでいう脂質とは中性脂肪と

ＨＤＬ‐Ｃ（善玉コレステロール）のことです。

一方、ＬＤＬ‐Ｃ（悪玉コレステロール）やＴＣ（総コレステロール）を減らす効果は確認されていません。

しかし、糖質の少ないナッツ（特にクルミ）については、その摂取でＬＤＬ‐ＣやＴＣに改善が生じることが、複数の無作為比較試験で報告されています。その意味では、糖質制限食を実践している際にクルミ摂取を心がけるとさらに良いものと想定されます。コレステロールと糖質制限についていえることは、今のところそのくらいになります。

パート3　エビデンス（科学的根拠）

錯綜する情報

章の最後に、巷に飛び交う情報の見極め方について説明したいと思います。

これまでのお話でお分かりいただけたと思いますが、現在、世の中にあふれている医学や健康に関する情報は玉石混淆です。場合によっては命に関わるような重要な問題であるにもかかわらず、ある意味、いい加減な情報がネットなどに乗ってあっという間に広まってしまうことが多々見受けられます。ここでは、一般の方にはあまり耳なじみがないかもしれませんが、エビデンスという、情報を判断する上での基準についてお話をしたいと思います。

医学の分野でエビデンスとは、一つの治療法が病気や症状に対して、効果があるかどうかを示す〝証拠〟や〝裏付け〟を指します。そしてエビデンスといわれるものにもレベルがあります。

エビデンスレベル

エビデンスレベルは、そこで見られた相関関係がどれほど強く因果関係を示しているかの確率の高さで決まっていて、一番高いのは、無作為比較試験というものになります。無作為比較試験は、研究対象者をランダムに2つのグループに分け、一方には研究しようとしている治療を行います。そしてもう片方には異なる治療を行い、一定期間後に治療効果などを比較して、介入の効果を検証する方法です。双方に行う治療法の違い以外の要素・条件はすべて同じにすることで、その治療法の効果のみが評価できるのです。

　エビデンスレベルの2番目は観察研究です。これは、病気を発症する原因に近づいた集団と近づいていない集団、それぞれを一定期間追跡し、病気の発症率を比較するものです。これは無作為比較試験と比べると信頼性は劣りますが、一方で10年20年という長いスパンで見ることができる方法です。

　3番目が症例対照研究です。これは、「ある患者にはこういう現象がありました。その現象は健康な人とはこういう点で違います」という比較研究です。これだと、病気の原因と推測されるものと、発症の因果関係まではつかむことができません。しかし、例えば1型糖尿病の遺伝子などを調べようとしたら、このやり方しかできないわけです。

　そして4番目が症例報告です。「臨床現場でこんな症例がありましたよ」という、単純な報告です。例えば薬の副作用などは、症例報告から明らかになってくるわけです。その症状は、もしかしたら偶然別の要因で起こっているのかもしれず、正確には分からないのですが、とりあえず報告しておくことは大事だというレベルです。

　ちなみに、エビデンスとは言えないかもしれませんが、症例報告よりも低いエビデンスレベルのものとして、専門家の意見、コンセンサスがあります。また、さらにその下には動物実験や細胞実験のデータが存在します。この点については、後で改めて述べたいと思います。

違いが分からない医者

エビデンスレベルという概念は、1991年にカナダの臨床疫学者のゴードン・ガイアットという人が提唱した「科学的根拠に基づく医療（evidence-based medicine=EBM)」の中で示されたものです。ですから、1980年代までに医者になった人たちは、医者になってから初めてエビデンスレベルという概念に触れることになりました。

研修医だったら色々なものを取り込もうと勉強しますが、この時点で既に専門医レベルになっている人は、自分の専門領域の研究に必死で、エビデンスレベルの概念を十分に学べていない可能性があると感じています。症例報告は研究報告よりも格が低いということくらいは見れば分かりますが、無作為比較試験と観察研究というエビデンスレベル1と2の違いが分からず、エビデンスレベル1の研究結果が出ているのに、2でまだ戦えると思ってしまう節があります。

既にエビデンスレベル1の確たる結果が出ているようなことに対し、マウスのデータで異論を唱えたりする論調を見ると、「科学的根拠に基づく医療（EBM）」を学んだ立場からは強い違和感を覚えざるを得ないのです。

糖質制限とエビデンスレベル

糖質制限についても以前、いくつかの症例を集めた症例報告のレベルで、『主食を抜けば糖尿病は良くなる！』という本を出版し、世の中に訴えてしまった例がありました。本の著者は、その症例報告を論文にもしていませんでした。そして出版した時点で既に、糖質摂取の少ないグループで問題が起こるのではないか、という観察研究のデータが存在していました。エビデンスレベル2の研究結果がある分野に、エビデンスレベル4で挑んだ形になってしまったわけです。

当然、その本は叩かれてしまい、糖質制限そのものにも疑いの目が向けられるという結果を呼んでしまいました。

しかしその後、糖質制限に関してはエビデンスレベル1の無作為比較試験を行った結果、はっきりとした効果が確認できたという報告がいくつも出てきて、結果的に間違いなくいいものだろうということになりました。エビデンスレベル1の無作為比較試験による結果だから、レベル2の観察研究の結果を否定することができたのです。

特に日本人の場合には、糖質制限のほうがいいということは、エビデンスレベル1の証拠が揃った上に、レベル2の観察研究においても糖質摂取の少ない群で死亡率が低いと報告されており、もう決して動かない事実と考えてよいでしょう。いまだに時々「糖質制限は危ないのでは」ということを言う人がいたり、記事が出たりすることがありますが、その方は正しい論文の読み方、解釈の仕方を知らないだけなのだろうと思います。

統計学のまやかし

そういった怪しい情報の中には、「そうは言っても統計で裏付けされているから間違いない」とゴリ押しをしてくるものもあります。しかし統計というものはある意味、「もっとも上手にウソをつくための方法だ」という人もいるくらい、注意深く検証する必要があるものです。切り口次第で自分が主張したいことに都合のいいデータを、いくらでも示すことができるからです。統計学における相関関係は、必ずしも因果関係を意味しないという鉄則を、読む側が十分認識しておく必要があります。

かつて脂質が危ないと主張されたときも、統計に対する過信がありました。20世紀の観察的なデータを見ると、病院にかかっている日本人の糖尿病患者数は、油の摂取比率の増加と同じような曲線を描いて増加していることが分かります。このことから当時、日本では摂取する油を減らすことができれば、糖尿病の患者も減らせると、まるで両者に因果関係があるかのように信じられたわけです。

しかし実際には日本人は21世紀になってから油の摂取量をものの見事に減らしたにもかかわらず、1997年に1370万人だった血糖異常者は、2007年に2210万人にまで激増しています。逆に2012年の血糖異常者は2050万人と、少し減少していますが、実はその間の日本人の油の摂取量は少し増えているのです。21世紀になってからのこのデータは、油の摂取量を減らすと糖尿病の患者が増え、油の摂取量が増えると、血糖異常者の数が減るというデータになってしまいます。

実際は因果関係がないのに、先入観から因果関係を読み込んでしまうと、大きな間違いを犯す可能性があるわけです。相関関係のある2つの事象に因果関係があるかどうかは、それを読む側が慎重に判断しなくてはなりません。観察研究データを因果関係とダイレクトに読み込むことは、極めて危険なわけです。

気をつけたい言葉のまやかし

健康に関する情報が信頼できるものなのか否か、本来はその情報のエビデンスのレベルを確認して見極めるべきなのですが、思い込みの激しい人にはそんなことはまるで関係がないようです。

これが体にいいと聞けばそればかりを食べて、あれが体に悪いと聞けばそれをまったく食べないようにする。しかしそういう人に聞いてみると、どういう根拠があって体の何にいいかということは、全然分かっていないことが多いようです。

そもそも、「体にいい」という表現は、基本的には「何にも効かない」と同義だと私は思っています。本当に何かいいことがあるのなら、体に対する効果、例えば血糖値が上がりにくいとか、血中の中性脂肪が下がるとか、もっと具体的な表現が出るはずです。ですから「体にいい」という言葉には、是非、気をつけてほしいと思います。

「正しい栄養バランス」は存在しない

もう一つ私がとても嫌いな言葉があります、それは「正しい栄養バランス」というものです。よく「正しい栄養バランスでお食事を摂りましょう」などと聞きますが、そもそも現在でも、本当に万人にとって正しい栄養バランスなどというものは分かっていません。個々人の体の状況に合わせ、その人がもともと食べていたものやその人の嗜好を参考にして、そこから何を増やしたり減らしたりすればいいかということを慎重に検討して、摂取する栄養の比率は考えなければいけないのです。

かつて日本人の理想的な栄養バランスは、炭水化物が50〜60パーセント、たんぱく質が20パーセント以下、脂質が25パーセント以下と断定的にいわれていました。しかしこの数字をよく見てみると、炭水化物は50〜60パーセントがよしとしながら、他の栄養素の合計が45パーセント以下なので、55パーセント以上の炭水化物を摂らないと100パーセントになりません。

その一方で欧米の場合、脂質30パーセント以下、たんぱく質20パーセント以下とされていたので、炭水化物50〜60パーセントという式は成立していました。日本の〝理想的な栄養バランス〟は、欧米のこの数値を参考にして作られたのかもしれませんが、数式が成立しないということからだけでも、この数字が初めからいかにいい加減なものだったということが分かります。

アメリカで廃止された三大栄養比率

欧米の栄養比率を紹介しましたが、実は[*24]アメリカでは既に、「正しい三大栄養素比率」「理想的な栄養バランス」という概念がなくなっています。日本でも過去のものとなりつつある現在の状況下で、もし唯一、正しい栄養バランスというのがあるとしたら、糖質を少なくしたほうがいいということになります。

しかし、それでもやはり万人にとって「何パーセント以下がいい」などとは、とても言うことができません。そもそも私は摂取カロリーの量そのものを気にすべきなのは肥満の人だけと考えていますので全体が定まらず、糖質を全体の何パーセントにすればいいのかということを出すことができません。

現在のアメリカの状況を見ると、例えばボストンのグループは「低糖質の高たんぱくがいい」と提唱しています。一方、ノースカロライナのグループは「低糖質の高脂質がいい」としています。それぞれのグループは、独自に無作為比較試験で調べたデータをきちんと論文化し、それを根拠に主張しているので、どちらのほうがいいのかは、現段階では決めることができません。

たった一つ言えることは、医療従事者が「バランス良く食べましょう」という言葉を使ってはいけないということです。それを言った瞬間に「じゃあ、良いバランスって具体的にどういうものですか？」と問われます。それに明快に答えるだけの根拠をその人は準備していなければなりません。本人が自分にとって良い栄養バランスを考えるのはいいのですが、**医療従事者が万人に向かって提唱できる「理想的な栄養バランス」というものは存在しない**と私は考えています。

第4章

緩やかな糖質制限＝ロカボが人類を救う

パート1　カロリー制限から糖質制限へ

従来の糖尿病の制限食とは

おさらいになりますが、従来、糖尿病に対する食事療法としては、カロリー制限がいいとされてきました。これは欧米人の場合、一般的な糖尿病である2型糖尿病は、ほとんどの場合が肥満になってから発症しているためです。

欧米人はもともと、インスリンの分泌能力が日本人と比べて高いので、糖質の高い食品を摂ると、血糖値が上がる前にインスリンがどんどん出ます。すると体内の糖は脂肪細胞のほうへ取り込まれていくので、必然的に太りやすくなります。そうして肥満になると、今度は脂肪細胞のほうからインスリンの働きを邪魔する物質が出てきて、インスリンは出ていても自由に働けなくなってしまいます。すると、ついには血管の中から糖を細胞に放り込めなくなるという状況になり、糖尿病を発症するのです。

そのような経緯をたどる欧米人については、糖尿病の治療として、まずカロリー制限を行って痩せることが優先されました。

日本人は発症メカニズムが違う

このように欧米人の2型糖尿病は、カロリー制限で痩せることが、治療の第一選択肢であるということは確かです。しかし、これを日本人にそのまま当てはめることはできません。もともと欧米人よりもインスリンの分泌能力が弱い日本人は、肥満になる前にインスリンが相対的に不足し、痩せていても糖尿病になってしまう人が多いからです。

日本人で太っていないのに糖尿病になってしまう人は、糖尿病患者全体の半数以上にものぼります。そのため、とにかく痩せることが主目的のカロリー制限食が、糖尿病の治療食として妥当かどうか、特に日本人の場合は疑問符がつくということになります。

また欧米人の場合でも、カロリー制限食はあくまでも「理想体重を得るための食べ方である」とされています。ですので、2型糖尿病の患者でも肥満ではない人に対しては、カロリー制限は不必要と規定されています。

食事療法ガイドライン

日本糖尿病学会が最初に食事療法のガイドラインを出したのは、1965年のことでしたが、このとき糖尿病＝カロリー制限という欧米の思想を、中途半端に輸入してしまった節があります。あるいは1965年当時は、日本人でも糖尿病の人の大半が、やはり太っていたのかもしれません。当時は食事もそれ以外の生活習慣も体格も、どんどん欧米化しているという判断から、糖尿病の治療にもまず欧米流のカロリー制限が導入された可能性もあります。

その一方、1965年当時でもやはり、糖尿病の治療には糖質も控えなければいけないとされ、糖質制限もカロリー制限に併記されていました。ところが1993年、日本糖尿病学会はカロリー制限だけを残し、糖質制限は削除する方向へ方針を変更してしまいます。

これはある意味、患者さんへの制限をできる限り少なくし、負担を減らしてあげようという観点での改定であったのだという点では理解することができます。しかしそのとき、カロリーを残すか、糖質を残すかの選択で、欧米で当たり前だったカロリー制限のほうを優先してしまったのは、世界の趨勢に流されすぎたというべきかもしれません。その頃は糖質制限などやってはいけないという考え方の全盛期だったので、必然的にそうなってしまったのではないかと思いますが、日本人の病態には合ってはいなかったと言わざるを得ないでしょう。

カロリーか糖質か

そうして糖尿病治療の主流となったカロリー制限ですが、実は現在でも一般的にはその状況が継続しています。今も糖尿病に対する食事療法は、正式にはカロリー制限のみなのです。

しかしカロリー制限には今のところ、エビデンス（科学的根拠）が伴っていないので、今後はエビデンスによって支えられている糖質制限食、あるいは前述の地中海食やDASH食などの食べ方を推奨する方向に変わっていく可能性が大きいと思います。

パート2　炭水化物抜きからロカボへ

「炭水化物抜き」

ここまで、糖質制限という言葉が何度も出てきました。そろそろ混同されがちな「糖質制限」と「ロカボ」、また「低糖質」「炭水化物抜き」について整理しておきたいと思います。

いずれも高血糖や血糖の激しい上下動を抑えるための食事法であるということは共通しています。

もっとも分かりやすく、ダイエット法として最初に広まったのは、「炭水化物抜き」でした。しかし炭水化物抜きだと、糖質だけではなく、炭水化物の中に同時に含まれる食物繊維までも抜くことになってしまいます。食後の血糖値を上げているのは炭水化物の中の糖質だけで、食物繊維はたんぱく質や脂質と同じく、一緒に食べることによって、糖質摂取に伴う血糖上昇をなだらかにすることができるということが分かっています。

つまり、食物繊維は決して控えるべきではないので「炭水化物抜き」はあまりよくないということになります。

「糖質制限」と「低糖質」

「糖質制限」といえば、食物繊維は制限しないということになるので、より正確性は増すのですが、その一方で「制限」という言葉は、どうしても人にネガティブな印象を与えてしまいます。制限と言われると身構えてしまう人が多いようで、特に食品メーカーなどではあまり使いたくない用語になり、避けられる傾向にあります。

そこで「低糖質」という言葉に置き換えればいいのではないかという考えが出てきます。しかし「低糖質」という言葉の正確な定義はないのです。一方、近い言葉で消費者庁が定める「低糖類」という言葉があります。これは、糖類が食品の重量100グラムあたり5グラム未満であるという定義がなされています。この「低糖類」と「低糖質」という言葉が混同されやすいので、ともすると100グラム中の糖質が5グラム未満でなければ低糖質とも謳えないのではないかという誤解が生じがちです。

例えば、90グラムのケーキの中に糖質がちょうど5グラム入っているとすれば、それは十分に低糖質なのですが、重量的には条件を満たしていないので「低糖類」と言ってはいけないのです。コンプライアンスを重視する食品メーカーほど、「低糖類」という言葉に準じたいので「低糖質」という言葉は敬遠され、せっかくの質のいい食品がその持ち味をアピールできないという事態になってしまうのです。

「ロカボ」

そういうわけで、これまでにはない別な言葉の必要性が高まりました。低糖質を英訳した「ローカーボハイドレート」、またはそれを略した「ローカーボ」でもいいのですが、少し学術用語的なニュアンスが出てしまいます。そこで私たちは新たに「ロカボ」という言葉を作り、普及させたいと考えているのです。

この「ロカボ」という言葉には、普通の「糖質制限」や「ローカーボ」には含まれない、もう一つの考え方を付け加えています。それは〝緩やかな〟糖質制限であるということです。

糖質を1食20〜40グラム、それとは別に1日10グラムまでのスイーツ、間食を食べて

1日の糖質摂取量をトータル70〜130グラムにしましょう、というのが「ロカボ」の定義です。ちなみに現在の日本人は平均的に、1食で90〜100グラム、1日では270〜300グラムぐらいの糖質を食べていますので、ロカボ食は、その半分弱程度に抑えるという感覚になります。

普通の糖質制限と違うのは、下限を切ることによって、ケトン体が出てくるような極端な低糖質状態になることを避けているということです。これによって、ケトン体分泌に伴う血管内皮細胞の障害などを除外できます。

また、極端な糖質制限は食事の幅が非常に狭まりますが、この〝緩やかな〟糖質制限＝ロカボの定義に従えば、食べられるものの幅はぐんと広がるのです。

ロカボ食の効果

ロカボの定義に従った食事法を実践した日本人についての研究結果を、私たちは既に論文にして発表しています。[*25] 被験者を、カロリー制限食を摂るように指導したグループと、ロカボ食を摂るように指導したグループの2つに分け、比較した研究です。

カロリー制限食は、標準体重1キログラムあたりのエネルギー摂取を、25〜30キロカロリーまで減らすという、かなり厳しい条件にしました。対するロカボ食は、1食あたりの糖質を20〜40グラム、間食で10グラムまで食べるという、ロカボの定義に従った食べ方を指導しました。

その結果、血糖の状況をＨｂＡ1ｃ（ヘモグロビン・エーワンシー）という、長期間にわたる血糖コントロールの様子を知ることができる数値で比較したところ、ロカボ食のグループだけが血糖を改善していました。また、脂質についても中性脂肪の改善はロカボ食のグループでのみ生じていました。

年齢、体格問わずに求められるロカボ食

この研究とはまた別に、まだ論文化していないデータがあります。２００人の被験者にロカボの食事を実践してもらい、体重と血糖の改善の度合いを体格別に見てみたものです。

その結果が図13ですが、ロカボ食は体型が痩せていようが普通だろうが肥満だろうが、

図13　糖質制限食の治療効果

糖質制限食で、全てのグループで血糖が改善し、体重に関しては、普通の人は変化がなく、肥満のグループでは減っている。

区分	BMI	人数
低体重（やせ）	18.5未満	9
普通体重	18.5以上25未満	73
肥満（1度）	25以上30未満	74
肥満（2度）	30以上35未満	29
肥満（3度）	35以上	9
他院に転院		6

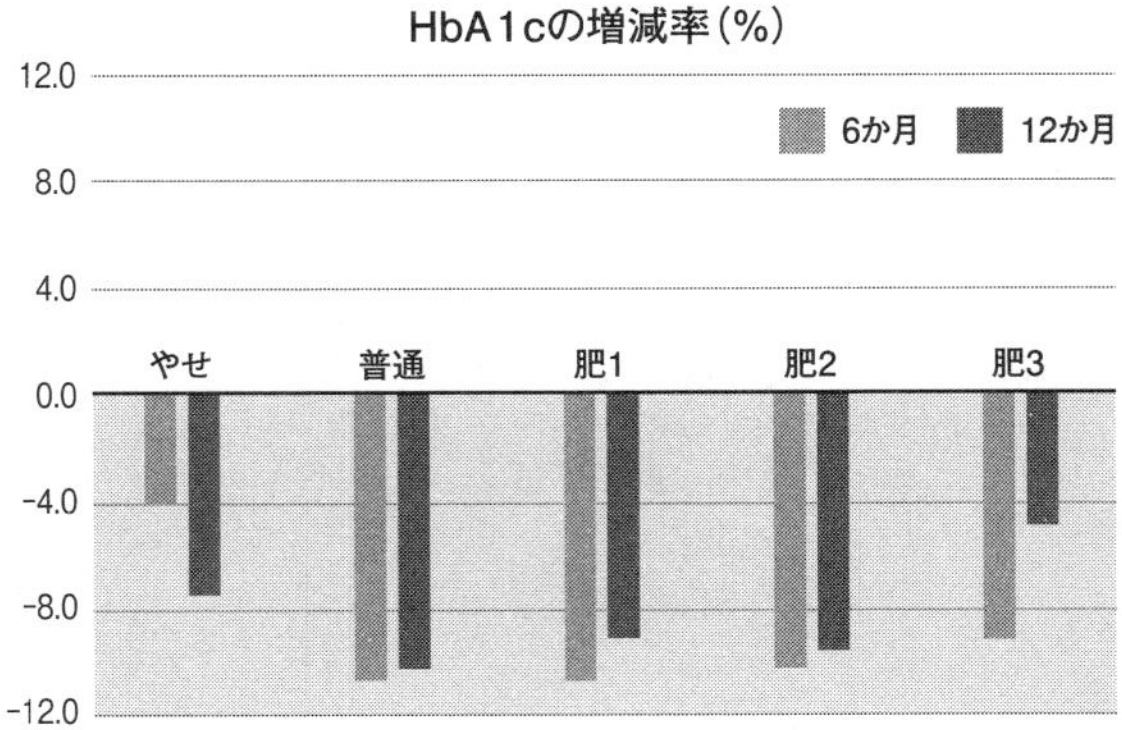

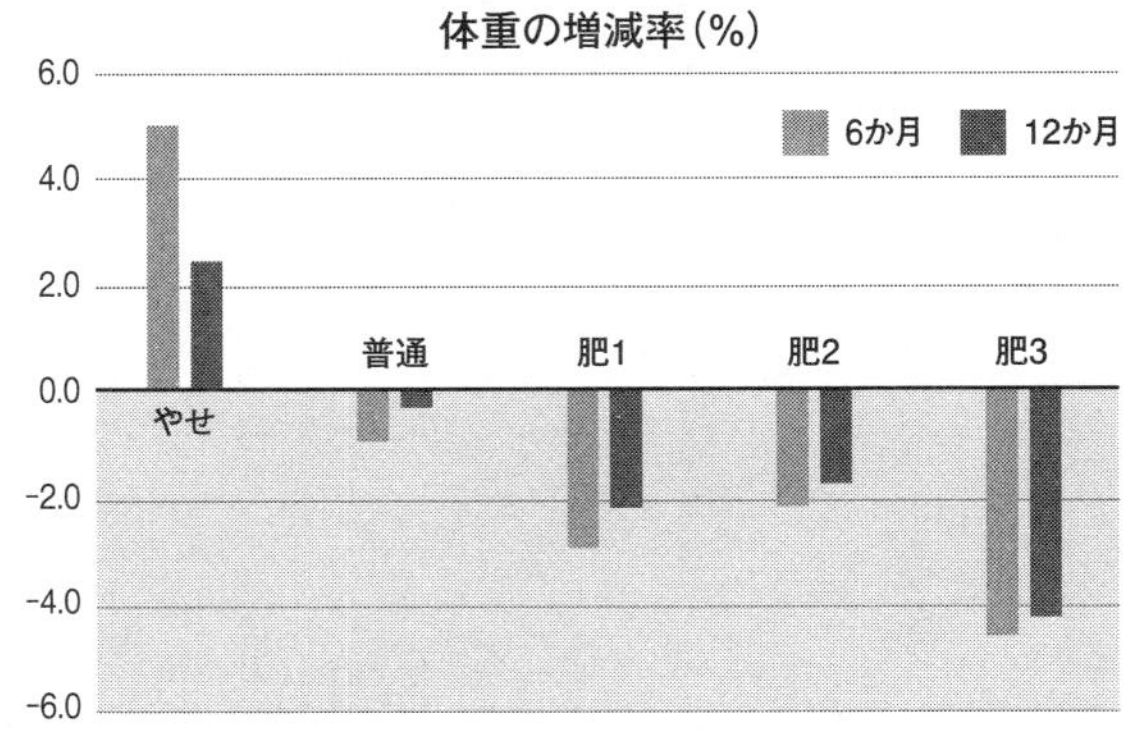

（島田真理子ら 第58回日本糖尿病学会〈下関〉発表 2015年5月）

薄いグレーで示した6か月目、濃いグレーで示した12か月目、どのグループの人も血糖が改善することが分かりました。

また、肥満3度という非常に太っている人は、かなり体重を下げることができました。肥満1度・2度という、そこそこ太っている人の体重も減っています。そして普通体重の人は体重がほとんど動かず、痩せている人では逆に体重を増やしているという結果が出たのです。

トータルして見てみると、体重の平均値には有意な変化は生じませんでした。つまりロカボ食は単なるダイエットではなく、痩せている人に対しては逆に筋肉をつけ、体重を増やす効果があったということになるのです。ある意味で、すべての体重のグループにおいて、理想的な方向へと変化したということができます。

ロカボの対象者

この研究結果は、ロカボが単に糖尿病の中年の人たちだけに推奨されるものではなく、スリムになりたいと願う若い女性から、筋肉が減少して痩せすぎてしまっているお年寄りまで、かなり多くの日本人のニーズに応えることができる食事法だということを示しています。

２０１３年の段階で、日本人は65歳以上の高齢者が人口の25パーセントを占めています。高齢の方はロカボ食にすることによって、高齢者特有の衰弱するような変化から逃れることができます。筋肉や運動機能の衰えによって、要介護になるリスクが高まったことを表す、ロコモティブシンドロームという言葉があります。そういった言葉ができるほど、高齢者の筋肉や骨が弱くなる変化が、これからの社会で大きな問題となることが予想されています。

高齢者の筋肉や骨を保持し、動けなくならないようにする、寝たきりを予防するというアンチエイジング、ロコモ対策という観点で見ても、ロカボ食は大きなニーズがあるといえるでしょう。

ロカボの定義

ロカボは1食あたりの糖質量を20～40グラムで3食食べ、それとは別に間食で1日10

グラムの糖質を摂る。合計で1日の糖質量を70～130グラムに抑えて食べるという食事法だということは先に述べました。これは医学的な定義ですが、もう少しくだけた定義としては「おいしく楽しく食べて健康になれる食事法」ということになります。

この数字の根拠ですが、もともと2006年までのアメリカ糖尿病学会で、やってはいけないとされていた頃の糖質制限食の定義が、1日130グラム以下であったということです。この数字をそのまま、ロカボの上限値に据えました。なおかつ、高血糖は1日のトータルではなく、各食後のたびに起こるので、1食ごとの上限値を定めました。130グラムを3つに分けると43・333グラムになりますが、細かい数字になってしまうので40グラムまでとし、浮いた10グラムは間食にあてるという考え方です。

下限の1食20グラムという数字については、ケトン体を基準にして算出しています。ケトン産生食、つまりケトン体を出すための食事法は1日の糖質量を50グラム以下に抑えたもの、と定義されています。これを1食に置き換えると、16・666グラムになりますが、安全域を見越して繰り上げ、1食20グラム以上という数字にしたのです。

1日130グラムの意味

1日の糖質130グラムというのは、エネルギー源としてブドウ糖を好む脳と、ブドウ糖しかエネルギー源にできない赤血球の、1日分の糖質必要量の合計値になります。

これに関しては、150グラムと唱えている場合もありますが、恐らく世界でもっとも長く糖質制限をやり続けているリチャード・K・バーンスタイン先生が参加している論文が130グラムを採用しているので、*26ロカボも130グラムを採用しています。

しかし、130グラムか150グラムかというのは、医学的にはあまり重要な差異ではありませんので、130グラムを少しでも超えた途端にロカボとしての価値がなくなるということはありません。

パート3　ロカボの歴史と背景

糖質制限の歴史

健全な体を維持するためには、糖質を控えた食べ方をするべきだという考え方は、1

970年頃、自身が1型糖尿病であった先述のアメリカ人医師バーンスタインが、自分のための治療食をはじめたことがきっかけで生まれました。同じ頃、やはりアメリカ人医師のロバート・アトキンスは、糖質制限食を肥満の治療に導入し、ダイエット法として提唱しはじめました。

しかしこのアトキンス先生が良くなかったのは、非常に早い段階で糖質制限の手法を『ダイエット・レボリューション』という一般向けの啓蒙本にまとめて出版したことです。糖質を控えると痩せやすいという現象を観察し、まず自分の糖尿病治療のためにやったバーンスタイン先生はまったく問題がないと思います。しかし、一般の人に啓蒙するのであれば、医師ならばまず先に検証をし、因果関係を強固に示すべきですが、アトキンス先生はエビデンスレベル4の症例報告だけで、世の中に広めてしまったのです。これは勇み足だったと言わざるを得ないでしょう。

症例報告だけでは他の要素がからんでいる可能性は残されるので、まだ因果関係を確定できません。実際、アトキンス先生がこの啓蒙本を出版した時点で、実は油を大量に食べると動脈硬化が増えて危険であるという観察研究のデータが存在していました。これはエビデンスレベル2ですので、本来であればエビデンスレベル4の症例報告で逆らえるものではありませんでした。そのために、初期の段階で糖質制限の食事法は叩かれ、信頼を築けるところまで到達できず、民間療法の扱いに長くとどまってしまったという歴史があります。

糖質制限の逆転劇

こうした経緯により、糖質制限についての信頼回復は、2007年まで待たなければなりませんでした。[*27]この年、世界でナンバー3の臨床医学雑誌『JAMA』に、A to Zという糖質制限に関する試験結果の報告が掲載されました。[*28]翌2008年には、イスラエルの医師グループによる、糖質制限の効果を検証するダイレクト試験という実験の結果が、世界ナンバーワンの臨床医学雑誌『ニュー・イングランド・ジャーナル・オブ・メディシン』に掲載されました。

ダイレクト試験では、300人の肥満のイスラエル人を抽選で3つのグループに割り振り、いくつかの減量法を試しました。1つ目のグループは、かつて私たちがもっとも健康によいと信じていた〝油を控えてカロリーも控える〟、2つ目のグループは、〝カロリーは控えて油は食べる〟という地中海食、そして3つ目が、〝カロリーは気にせず糖質だけを控える〟という指導を受けたグループです。この時の「控える糖質量」の条件が、1日の糖質量120グラム以下、つまり1食の糖質量40グラム以下だったのです。

証明された糖質制限の効果

このような食べ方をして、もっとも大きな効果があった減量法を調べたところ、3つ目のグループ、すなわち糖質制限の食事が一番であるということが分かりました。

そしてその次に減量効果が高かったのは、〝カロリーは控えて油は食べる〟グループでした。一昔前は、油を食べると体の脂肪が増えて太ると信じられていたものですが、これも間違いであることが明らかにされたのです。

3つのグループのうち、血液中の中性脂肪を一番下げていたのも、動脈硬化の予防因子となる善玉コレステロールを一番増やしていたのも、動脈硬化の発症リスク（高感度C反応性たんぱく）をもっとも下げていたのも、やはり糖質制限のグループでした。また、ＨｂＡ１ｃという血糖管理の指標をもっとも大きく改善していたのも糖質制限のグループでした。

カロリー、たんぱく質、油脂の摂取量の面倒な計算をしなくても、低糖質にしてさえいれば、血中の脂も根こそぎ良くなり、体重、脂質、血糖が改善できるということがはっきりと証明されたのです。

エビデンスレベル１であるこの論文により、糖質制限は肥満、血糖、脂質の改善に有効であるということが示されました。

このダイレクト試験の発表をきっかけに、２００７年から２００８年にかけて、糖質制限についての見方は大きく変わりました。民間療法扱いから、確固たる根拠のある効果的な食事法であるということになったわけです。

アメリカのガイドライン

アメリカ糖尿病学会は食事療法のガイドラインを、最近では２００６年、２００８年、２０１３年に改訂しています。[*29] ２００６年版までは糖質制限をやってはいけないとされていましたが、まさにダイレクト試験が発表された年である2008年版[30]では、肥満治療の選択肢の一つだと変わりました。さらにその後、さまざまなデータが積み重ねられた結果を受けて、2013年版[31]では糖質制限が糖尿病治療の第一選択肢の一つであるとされました。

これを受けて日本でも様々な議論が巻き起こりました。民間療法レベルだった頃に糖質制限を批判してきた人たちが、アメリカでの動きをなかなか受け入れられず、日本人では効果の裏付けがないと主張し続けたからです。

その状況を受けて2014年[32]、私たちはエビデンスレベル1である無作為比較試験のデータを出し、日本人での糖質制限の有効性を示しました。これによって2014年以降は、日本でも糖質制限を批判することの根拠はなくなりました。

その上、2014年と2015年には[33]、エビデンスレベル2の観察研究で、日本人では糖質摂取の少ない人のほうが糖尿病の発症が少なく、死亡率[34]が低いというデータが揃ってきています。従って、現時点で日本人に対する糖質制限は、エビデンスレベル1およびエビデンスレベル2で支持されているわけです。これを批判することは科学的根拠を無視した医療、すなわち非科学医療につながることでしょう。

パート4　ロカボ生活の準備

ロカボとの向き合い方

ロカボの食事法を実践する場合、その人の置かれた状況によって向き合い方が変わります。例えば糖尿病の患者が治療としてやる場合は、やはり制限値にはある程度こだわったほうが有効性が高くなります。また食後の高血糖を自覚している人も、食後血糖の上下動を抑制したほうが細胞の老化や認知症の予防になりますので、1食40グラム以下にこだわったほうがいいと思います。そのような人に関しては、仕事上、接待をしなければならないときなども、ロカボ食を提供しているレストランを探すなどの意識を持ったほうがいいでしょう。

その一方、ロカボをなんとなく健康増進に取り入れたい、あるいはダイエットのような美容のために取り入れたいという健常者に関しては、制限値に厳密にこだわらなくてもいいと思います。健康で美しい体を長く維持したいという人にとって、ロカボ食は取り入れるだけの意義があるものですが、「まぁ、今日ぐらいはいいか」と高糖質のものを食べる日があっても、それまでの努力がまったく無になるというようなことは起こりません。

ロカボと年齢

年齢でいえば、20代以下のほとんどの人は、どんなに乱暴に食べても、食後血糖値はあまり上がりません。運動量が確保できている10代の子も、糖質のことなど意識せず、思い切り食べて思い切り遊ぶべきだと思います。

成長期の子どもは、体重1キログラムあたりのエネルギー消費量が非常に高いものです。20代から70代までの大人が、体重1キログラムあたりおおよそ30キロカロリーから40キロカロリー程度消費するのに対し、子どもは50〜60キロカロリーのエネルギーを消費しています。従って、食べても食べてもお腹が空いてしまうような成長期には、ロカボを考える必要はないのです。

一方、そろそろメタボを意識するような30代半ば以降になると、どんなに健康に自信がある人であっても、血糖は上がりやすくなっています。30代半ば以降のすべての方は、自分の血糖値を意識し、ロカボ食を取り入れたほうがいいと思います。

ロカボに向いていない人

それでは、ロカボに向いていないのはどういう人か、考えてみましょう。まず前提として、インスリン分泌能力が低い日本人は、もともと食による高血糖が起こりやすい体質の民族ですので、ほとんどの人はやったほうがいいということになります。

その上で除外するべきなのは、まずは先にも書いた子どもです。エネルギー消費が十分な子どもにはもともと不必要な上に、食べるものを制限させるということ自体がトラウマになる可能性があります。例えば、子どもが「主食を控えなさい」と言われ続けて成長したら、渇望感から逆に食べたくて仕方がない大人になってしまい、本当に必要なときに糖質制限ができなくなってしまう可能性もあります。

2つ目は意外かもしれませんが、1型糖尿病になって日が浅い人です。自分の体でインスリンを作ることができない1型糖尿病の患者は、注射によって体外からインスリンを取り入れることが絶対に必要です。生涯にわたってインスリンを打たなければいけないという覚悟ができた人には、インスリン注射量を減らして血糖管理を安定化させやすいので、糖質制限は推奨できます。

しかし発症して日が浅く、一生涯インスリン注射をしなければならないということをまだ受け入れられていない人は、糖質制限はむしろしないほうがいいのです。このような人たちの多くは、自分が努力さえすれば糖尿病が良くなり、注射から解放されると思いたいあまり、糖質をストイックに制限しがちになります。そして糖質制限を実行した上にインスリン注射を打って低血糖を起こすと、やはり注射なんて打つ必要がない、と信じ込んでしまうパターンに陥ります。しかし、実際に注射をやめて体内にインスリンがなくなってしまうと、肝臓がケトン体をどんどん作り出してしまい、危険なケトアシドーシスの状態に陥ってしまいます。ですから、1型糖尿病の人は自分の体についてよく理解が進むまでは、むしろ糖質制限を避けたほうがいいのです。

ロカボで損する人はいない

それ以外の人は、ロカボ食をやって損することはまずありません。特に積極的にロカボを取り入れるべきなのは、中年期以降の人です。20代の人たちもやって悪いことは起こりませんが、食事で制限するよりも体を動かす習慣をつけることのほうが大切です。

多くの人が社会人となる20代は、運動習慣を生涯にわたって持ち続けられるかどうかの分かれ道の時期です。ですから特に20代後半から30代前半の人は、食事に気をつけるというよりも、運動習慣を続けられるように意識するというのも一つの考え方なのではないかと思っています。

そしてそれ以降、30代半ば以上の人は、たとえ運動習慣を持っていたとしても、ロカボを取り入れるべき対象となります。中年期以降の市民ランナーの人で、健康だと自信を持っているにもかかわらず、食後高血糖の人が実は多いのです。これを見てしまうと、中年期以降は運動も過信しないほうがいいのだと思います。

運動をしてスリムな体型をキープしている人は、どこか自分の体を過信しているところがあります。そういう人こそ、年齢を重ねたら客観的に自分の体と向き合ったほうがいいと思います。

どうしても食べたくなったら

普段からロカボ食を意識していても、時々、爆発的にご飯や麺類を食べたくなってしまうという声も聞きます。そのときはどうしたらいいかというと、2つの考え方があります。

1つは、そのときぐらいは思い切り食べて、血糖がドカンと上がってもいいじゃないかという考え方です。もちろん、それがあまりに頻繁になるのは避けるべきですが、人生の中で時々そういうことがあってもいいでしょうというもので、私自身も実はそう考えています。

しかし、いくら時々だとはいっても、データ的にはその都度、糖化や酸化ストレスは起こってしまっています。やはりそれは避けたいということであれば、2つ目の考え方として、1食あたりの糖質40グラム以下の範囲で、普段から少しずつ、ご飯も麺も食べるようにしておくということです。食べられないと思うからこそ爆発してしまうので、ロカボの範疇でいつも食べていれば、爆発的に食べたい気持ちは起こらないのではないかと思います。

ロカボはなぜ続けられるのか

ロカボ食の大きな利点の一つは、食事制限であるにもかかわらず続けるのが苦ではないということです。なぜ続けられるのかということですが、ロカボは糖質を食べるのをやめるのではなく、糖質をいかに上手に食べるか、という考え方がベースにあるからです。そのため私たちが出しているロカボのレシピ本でも、私たちの考えに同調し、ロカボメニューを開発していただいているお店でも、お米を使ったメニューが提供されています。

パンも食べられます。普通のパンを小さいサイズにして出すお店もあれば、低糖質な素材でパンを作っている店もあります。麺にしても、低糖質のパスタやうどんがありますので食べることは可能です。

このように、基本的にロカボは食べてはいけないものがない上に、満腹になってもいいという考え方ですので、非常に続けやすいのだと思います。

満腹になっても大丈夫

従来のカロリー制限は、「何でも食べていいですよ。ただしすべて量を制限しなさい。ハイ、ここまで。お腹が空いても我慢してください」というものでした。一方、ロカボは「食べていいですが、ここだけは変えてください。そしてお腹いっぱいになるまで食べていいですよ」というものです。これが続けられる最大のポイントなのだと思います。

カロリー制限に慣れている人は、お腹いっぱいになることに罪悪感を持っている場合がよくありますが、この気持ちを、ロカボ生活をはじめても持ち続けるのは非常にナンセンスです。

満腹という感覚は、その人が食べるべき量を脳が感知し、みずからとどめているというメカニズムによって起こります。従ってほとんどの人は、糖質さえ基準以下に抑えれば、満腹になるまで食べても太ったりはしないのです。

ただし残念なことに、ごく少数ですが例外はあります。40〜50人に1人くらいだと思いますが、満腹中枢がうまく働かず、本当に体が必要としている以上に食べてしまう人がいるのです。この場合にはロカボとカロリー制限の併用が必要になってきます。

しかし、それ以外のほとんどの人は、糖質量がロカボで定義している範囲の値に収まる限り、満腹まで食べても大丈夫なのです。

ロカボとリバウンド

ロカボ食でダイエットをすれば、リバウンドも起こりにくいです。その最大の理由は単純明快で、お腹が空いたら食べてもいいからです。お腹が空いているのに食べてはいけないと言われると、その食事制限は本当にきついものになり、やがて弾けてリバウンドへの道に進むことになります。

ロカボは、食べたいのであればおいしいものをお腹いっぱいまで食べていいのです。するど、空腹感も次においしいものを食べるための最高の調味料になります。食べ切っていい、飲んでもいいというロカボの考え方は、空腹の我慢さえも楽しさに変えることができるのです。

第5章 ロカボ生活をはじめよう

パート1　ロカボ生活実践編

さあ、はじめましょう

さあ、実際にロカボ生活をはじめるための、方法や注意点などをお伝えします。

ロカボな食事は、1食あたりの主食の量を減らすことからスタートします。ご飯なら70グラムほどの盛りつけにしましょう。おかずはたっぷり食べて構いません。主食を減らすことで物足りないと感じる分は、おかずの量を増やすことでカバーするといいでしょう。

ロカボで積極的に摂るべき食品は肉、魚、豆腐などの大豆製品、野菜、そしてナッツです。野菜でも芋、かぼちゃ、豆は糖質が多いので注意が必要です。日本人は比較的、ナッツと豆を混同していることが多いのですが、ナッツは脂質豊富で糖質の少ない食材、一方の大豆以外の豆類は糖質を豊富に持っている食材なので、きちんと区別して考えましょう。

主食の扱い方

主食の量をお米70グラム程度に減らしておかずをしっかり食べていれば、1食の糖質量はおおよそ40グラムほどになります。同じような分量を3食摂っても、糖質はトータルで120グラムですので、10グラム分をデザートや間食で摂ることができます。

間食をもう少し食べたいということであれば、ご飯の盛りつけを50グラムにすれば8グラムほどの糖質を減らすことができますので、その分を回すことができます。糖質量のコントロールは、主に主食の量の加減で決まってくるということが分かるでしょう。

ご飯70グラムとはどのくらいかということですが、厚生労働省が定めた基準でいえば、ご飯茶碗にふんわりと盛った1膳分は150グラムとなりますので、約0・5杯分ということになります。ただし〝ご飯半膳〟という言い方は非常にあやふやで、お茶碗の大きさや盛り方によっても大きく違ってきます。ある牛丼チェーンの並盛りのご飯の盛りつけは260グラムもあります。

ですので、ロカボを実践するときには、初めの頃はきちんと量り、70グラムのご飯の分量がどのくらいなのかを把握しておくといいでしょう。

パンと麺類の食べ方

ご飯70グラムをパンに置き換えると、6枚切りの食パンちょうど1枚分になります。麺類を家で調理する場合は、半玉程度にするといいでしょう。

またパンや麺類に関しては、食品メーカーから、あらかじめ糖質をカットした低糖質パンや低糖質麺といった商品が発売されていますので、それを利用すれば通常のものよりも多い分量を食べることができます。

例えばローソンから「ブランパン」というパンのシリーズが発売されています。小麦ふすまを使ったこの商品は、例えば2個入りパックのうち1個の糖質量が、2・3グラムに抑えられています。2つとも食べたとしても、4・6グラムと、非常に少ない糖質摂取量に抑えられます。

「ブランパン」にはさらに、食物繊維が1個あたり5・3グラムも入っています。1袋を食べるだけで、10・6グラムの食物繊維が摂れるのです。今、日本人は1日18～20グラムの食物繊維を摂取することが推奨されていますので、「ブランパン」であれば1日に摂取すべき食物繊維量の半分を、1パックで摂れるわけです。

麺にはご注意

主食系の中で特に注意が必要なのは麺類です。麺は食べ方が早くなるからです。のど越しがいいですし、さっと早く食べることがよしとされています。伸びる前にツルツルと調子良く食べていると、つい制限値以上の糖質量を摂ってしまうことになります。

また、日本そばの場合は最後にそば湯を飲むという風習があります。そばの打ち粉も糖質ですので、そば湯にも糖質がたっぷり含まれています。さらにつゆのほうもみりんを使っていたりする店が多いので、必然的に摂取する糖質量が追加されます。

私が診察している患者さんでも「昼はざるそば1枚しか食べていません」と自慢げに言う方がいますが、血糖値を測ってみると300を超えているというようなことがあるのです。

ざる蕎麦ならOK?

カロリー制限の世界で考えると、ざる蕎麦などはとても健康にいいもののように思えますが、糖質制限の世界観で見ると、非常に注意が必要な食品ということになります。ざる蕎麦1枚は、わずかなネギやノリ以外に具材がないので、たんぱく質と脂質、食物繊維がほとんど摂れていないということになります。それでは血糖値が上がって当たり前なのです。

蕎麦は確かに低カロリーですが、糖質を大量に含んでいるので、高血糖を是正することはできません。もともと血糖値が上がりにくい健常な若者で、何らかの理由でカロリーを控えたいという場合は、外皮を削った真っ白な更科蕎麦以外でしたら食物繊維も比較的しっかり入っているので健康的といってもいいかもしれません。しかし、中年期以降ではむしろ、リスクをはらんでいるということになってしまうのです。

それでも蕎麦を食べたいという人は、かしわや玉子焼きをつけたりして同時にたんぱく質を摂るといいでしょう。また昼間からというのは難しいかもしれませんが、アルコールが肝臓の糖の放出にブレーキをかける方向に働きますので、糖質ゼロである焼酎をつけるのも1つの手です。

食べ順も大切です。玉子焼きなどのつまみを口に入れながら低糖質のお酒を楽しみ、最後のシメで蕎麦というやり方が一番いいと思います。そしてそば湯はお断りしましょう。

特に注意するべき食品

ロカボ生活を実践する上で、主食以外の特に注意を要する食品。それは果物です。

日本人の栄養学はビタミンB_1不足による脚気との闘いからはじまっているので、果物は野菜と同じカテゴリーにされて、ビタミン豊富な食材として推奨されがちです。

さらに、日本の食品標準成分表には、そもそも糖質量の記載はなく、炭水化物量から食物繊維量を引き算する必要があります。さらに、果物の中の糖類の含有比率（ブドウ糖なのか、果糖なのか、ショ糖なのか、といった数値）の記載もないのです。そのためにあまり意識されないことが多いのですが、たいていの果物はたくさんの糖質を含んでいます。特に昨今の日本の果物は、消費者の求めに従って甘みを増す方向で品種改良がされていますので、糖質量はますます多くなってきています。最近ではフルーツトマトといって、トマトまでもがどんどん糖度を増しています。

果物に関しては、世の中一般のイメージよりも、現在はお菓子としての側面が強くなっていると考え直さなければいけないと思います。糖質は制限しているつもりでも果物をふんだんに食べていると、血糖値も中性脂肪も下がらず、肥満が良くなりません。

果物は健康に良いという短絡的なイメージは一度捨て、糖質の多い嗜好品であるということを頭に入れておいていただきたいと思います。

果糖の危険性

糖質にも数多くの種類があります。その中で特に注意しなければならないのが、果物の甘さのもとでもある果糖です。果物やハチミツに多く含まれている果糖は、体内に取り入れられると、肝臓で10〜20パーセントだけブドウ糖に変換されますが、残りは果糖そのままの形で血中を回ります。そのため、他の糖質を同量摂取したときと比べて、血糖値の上昇は多くても20パーセントほどしか見られません。血糖値とは、血中のブドウ糖の量を測定した値だからです。

血糖値に関してよく「GI値」という言葉を聞くと思います。GI値とは食後血糖値の上昇度を示す指数のことです。血糖値の上昇があまり見られない果糖はこのGI値が低いので、健康的なのではないかと誤解されている方が多いようです。

危険な朝食

果糖ばかりを摂るように指導したグループと、ブドウ糖ばかりを摂るように指導したグループの、3か月後の体の状態を比較するため、両者にブドウ糖負荷試験を行った実験データがあります。それによると、果糖グループのほうが、より血糖値の上昇が起こりやすくなることが分かっています。*35

果糖は体内で中性脂肪に変化して内臓にくっつき、脂肪肝などを引き起こしやすくなります。その結果、血糖値を下げるインスリンの働きが弱くなってしまうのです。

GI値が低く、食べた直後の血糖値は上がりにくいので、短期的に見ると健康にいいと思える果糖が、長期的に見ると非常に危険だということが分かります。

朝ご飯として、スムージーにフルーツとハチミツをたっぷり入れて飲んだり、朝は果物だけにしたりという人がいます。ただでさえ朝は血糖値が上がりやすいところに、果糖とブドウ糖をたっぷり入れているわけですから、これは高血糖と肥満を維持してしまう、危険極まりない食事法ということになります。

フルーツが健康に良いと信じ込んでいる人はいまだ多いようです。糖質制限の食事を指導したとき、「私は糖質を一切摂っていません」と言うにもかかわらず、血糖値のデータが良くならない患者さんは、詳しく聞くと、たいていフルーツを食べています。*36

しかも果糖はブドウ糖よりも、摂取したときに脳が報酬を得たという感覚を得やすく、依存症になりやすいともいわれています。

果糖ブドウ糖液糖

コーンシロップを用い、でん粉を人工的に果糖とブドウ糖に作り替えた、果糖ブドウ糖液糖という安価な甘味料が普及しています。とても甘みがあっておいしいものなので、これを使ったジュースやお菓子が大量に出回っています。

食品メーカーとしては、低いコストで美味しくすることができる上、依存性のある果糖がお客さんを惹きつけて離さないのですから、こんなにいいことはありません。商品に果糖ブドウ糖液糖をどんどん入れるという選択になります。

しかし果糖ブドウ糖液糖は、肥満のもとになっている可能性があります。肥満の増加の大きな要因は、果糖が安く普及したことだと主張しているグループがあるくらいです。

いずれにしても他の糖質と同様、果糖、そして果糖ブドウ糖液糖には十分な注意が必要だということは間違いありません。

イメージと違い、注意すべき食材

果物以外にも、健康に良いというイメージを持たれがちにもかかわらず、ロカボの観点からは特に注意を要する食品があります。

例えば十穀米や玄米がそうです。これらのお米は、精製をしていないので食物繊維がふんだんに含まれ、健康的な食材であると考えられています。しかし糖質量は白米とまったく変わらないという事実を忘れてはいけません。

同じ分量を食べるのであれば、確かに白米よりも十穀米や玄米のほうが、食物繊維が加わることによって、血糖値の上昇を抑制できるという考え方もできます。しかしその量はわずかなものですので、それよりも摂取する糖質量を抑えることのほうがはるかに重要です。

ふすまパンと全粒粉パンを勘違いしている人も多いようです。ロカボの指導をしていても、「私はもう全粒粉パンにしていますから大丈夫です」と自信満々におっしゃる人がいます。

しかし、ふすまが小麦の表皮だけを使った低糖質食材であるのに対し、全粒粉は小麦の表皮、胚芽、胚乳をすべて粉にしたものですので、まったく低糖質ではありません。白米と玄米では糖質量が変わらないのと同様、胚芽の部分が入っている限り、全粒粉パンは普通のパンと同じ糖質量を持っています。

もう一つ特に注意が必要なものとして、スポーツ飲料が挙げられます。スポーツ飲料は健康にいいと信じ、ゴクゴク飲んで血糖値を上げている人が多数いるのではないかと思います。また最近特に利用が増えているエナジードリンクと呼ばれる滋養強壮剤の類いも、血糖値を上げる物質が豊富に含まれているので、細心の注意が必要です。

スイーツ

主食、おかずの次に考えなければならないのが、スイーツやお酒などの嗜好性が高い食品です。食生活を豊かにするスイーツやお酒は、ロカボ生活にも是非取り入れたいところですが、糖質が高いのではないかと心配する人も多いと思います。

スイーツに関しては特に、砂糖を使用した普通のものは当然、糖質をとてもたくさん含んでいます。しかし最近では、ケーキ屋さんや一流のパティシエさんが、低糖質スイーツの開発に力を注いでいて、糖質の少ない人工甘味料を使用したおいしいスイーツが次々に発売されています。食べたいときにはそういうものに注目して、手に取っていただけたらいいと思います。

しかし、そうした商品を探したり買いに行ったりするのが大変だという人もいると思います。そんな人におすすめしたいのは、自分で低糖質のスイーツを作ることです。簡単にできるのは、インスタントコーヒーに人工甘味料を加え、ゼラチンで固めたコーヒーゼリーです。これであれば糖質ゼロのスイーツといえますし、お好みで生クリームを乗せればさらにおいしく楽しめることでしょう。

お酒

お酒に関しては、ウイスキー、焼酎、ジン、ウォッカなどの蒸留酒は、もともと糖質ゼロですのでまったく問題ありません。醸造酒は糖質を含みますが、糖質が多い日本酒であっても、1合に含まれる分量は、せいぜい8〜9グラムほどですので、食事のほうをコントロールすれば、十分に飲むことができるはずです。

また、醸造酒の中ではワインが比較的糖質の少ないお酒です。シャンパンでも白でも赤でも、3杯飲んだとしても5グラムもいきませんので、あまり気にせずに楽しんでいいと思います。ただしデザートワイン、貴腐ワインやアイスワインは非常に多くの糖質を含むので、避けたほうがいいでしょう。

最近では低糖質あるいは糖質ゼロの発泡酒や日本酒が多数発売されていますので、そういう商品を選ぶのも一つの方法です。酒造メーカーは、今や低糖質のお酒がもっとも売れ筋の商品になっているので、開発に大きな力を注いでいます。競争も激しいため、どんどん美味しくなってきているので、お酒に関する心配はこれからはもっと少なくなると思います。

パート2　人工甘味料

人工甘味料について

ロカボ生活を実践するにあたり、強い味方になるのが血糖値への影響が少ない甘味料＝広義の人工甘味料です。その一方で、人工甘味料は、巷でよくその危険性が噂されます。ここでは、人工甘味料は本当に安全なのか、ロカボ生活に取り入れて問題ないのかということを解説します。

現在、日本で一般的によく使われている甘味料の一つに、エリスリトールというものがあります。エリスリトールは果物や発酵食品から抽出された天然由来の甘味料で、糖アルコールのカテゴリーに入るものですが、カロリーはゼロです。体に入ってもほとんどが小腸で吸収されて血中へ移動し、そのまま尿で排泄されるため、エネルギーにはならないのです。

エリスリトールは、アメリカの食品医薬品庁FDA、ヨーロッパの医薬品庁EMAともに、「上限量を設定する必要がない」というカテゴリーに分類されていることからも明らかなように、極めて安全な食品です。

エリスリトール以外でよく使われている甘味料としては、アスパルテーム、スクラロース、羅漢果エキスなどがあります。このうち羅漢果エキスも天然由来で、上限量を設定する必要がないという扱いになっています。一方、アスパルテームとスクラロースに関しては、上限量の設定があります。

人工甘味料の減量効果

2014年に『オビーシティ』という雑誌で、人工甘味料を使ったドリンクを飲んでダイエットをするグループと、水を飲んでダイエットをするグループとを比較する、無作為比較試験の実験結果が報告されました。[*37] 結果は、人工甘味料のドリンクを飲んでいたグループのほうが、体重の減量効果は高かったというものでした。

この実験で2つのグループの何が違っていたのでしょう。2つのグループは基本的に飲み物以外は、まったく同じダイエットプログラムに取り組んでいました。詳しく見てみると、水を飲んでいたグループでは、飢餓感・空腹感の度合いが上がっていました。一方、人工甘味料のグループでは飢餓感・空腹感の度合いが下がっていたのです。

人工甘味料を使ったドリンクを飲んでいると、ちゃんとエネルギーを摂れているという満足感を持ちながら減量できているので、より効果が高くなったのではないかと思います。

ネズミとサッカリン

一方、同じく2014年に雑誌『ネイチャー』で、〝人工甘味料は太る〟という危険性を指摘した論文が紹介されました。[*38]

この研究ではまず、ネズミにサッカリン、スクラロース、アスパルテームという3種類の人工甘味料を摂らせています。するとサッカリンを使ったときにネズミの血糖値が上がりましたが、アスパルテームでは上がっておらず、またサッカリンでの血糖上昇は抗生剤を飲ませると回復していました。

ここで2つの疑問が生じます。

まず1つ目は抗生剤で回復するようなネズミにおける血糖異常は、私たちが問題にしている人間の臨床における血糖異常と同じものなのだろうか、ということです。残念ながら糖尿病や耐糖能障害の患者さんが抗生剤を内服しても決して血糖値は改善しません。よって、このサッカリンによるマウスの高血糖は人間の糖尿病とは無関係の現象を見ていることになります。そして、2つ目の疑問は、なぜ、この研究者たちは、そのあとの実験でアスパルテームではなくサッカリンだけを使用したのかということです。すべての人工甘味料に問題があると主張したいなら、最初の実験で血糖値を上昇させなかったアスパルテームですら、他の実験において血糖値を上昇させたと証明すべきです。最初の実験でもっとも成績が悪かったサッカリンだけをそのあとの実験で使用し、サッカリンで血糖値が上がったということを理由にして、「すべての人工甘味料は血糖値を上昇させる」という結論を出してくるあたり、この著者たちはかなりアンフェアな研究をし、乱暴な結論を出していると言わざるを得ません。

サッカリンは太るのか？

エビデンスレベルについては先に説明しましたが、実はレベル４の下に「コンセンサス」（専門家の意見）という〝レベル５〟が存在します。そしてご紹介したこのネズミを使った研究は、さらにその下の「前臨床研究」というものになります。ネズミに対してはいい治療だというものが見つかっても、それをそのまま人間に使っていいかどうかは分かるわけがないので、前臨床研究という一番下のレベルに位置づけられるのです。

そして、人工甘味料については、既にオビーシティに掲載されたように、エビデンスレベル１の無作為比較試験で検証がなされ、体重減量に対して水よりも有益であると証明されているわけです。私たちも通常のケーキに比較して人工甘味料を使用したケーキのほうが血糖値を上昇させにくいことを２０１２年に報告しています。それをいまさら、レベル５よりも下の前臨床研究で、血糖を上昇させるのではないかと挑むのは、そもそも非常にナンセンスなことなのです。いかにも、最初から人工甘味料は悪いという結論を出すべく研究を進めていたということが感じとれるのです。

許せない研究

もし仮に「すべての人工甘味料は大丈夫です」と証明するための研究だったら、これは困っている患者さんを救うことを目的とする素晴らしい研究です。前述のオビーシティが掲載していた論文は、甘いものが欲しかったら人工甘味料を使えばいいと、困っている患者さんに救いを与えるようなものでした。

翻ってこのサッカリンの研究は、「人工甘味料なんて使ったら怖い、危険ですよ」と言いたい、結論ありきのものなので、敢えて一番数字が悪かったサッカリンを選んでいるのです。

通常、私たちは砂糖の代わりに人工甘味料を食べるわけですから、サッカリンを食べて血糖値が悪くなるということを証明したいのだったら、ヒトにおいて同量の砂糖を摂取したときのデータと比較しなければならないのですが、それもありませんでした。

以上のことから、この論文は悩める患者を救うどころか、何とか甘いものを楽しみたいと願う患者を非科学的に脅して、自分たちの名を上げようとする低俗な研究だと私は思っています。

アスパルテーム叩きの謎

そういった人工甘味料にまつわる噂、風評が広まるのに応じ、最近は人工甘味料不使用というのを一つの売りにする商品も出てきました。特に最近はアスパルテームを怖がるというのが、まるでトレンドのようになっているようです。消費者センターにアスパルテームを入れないように要望を出す人もいるようですし、「食べてはいけない」ということをテーマにした本にもよく登場しているようです。

しかしなぜ今、アスパルテームだけがそんなに嫌われているのか、私には理解できません。欧米ではサッカリンが嫌われていたりと、国によってそのトレンドも違っているようですから、そもそも根拠などないのだと思いますが。

私はそんな風評を払拭するため、人工甘味料を使った商品を展開している食品メーカーさんに、データを提供してほしいとお願いしたことがあります。しかしそのメーカーさんは逆に警戒して、データを出してくれませんでした。私が人工甘味料は悪だと吹聴するのではないかと思われたようです。こういった過剰防衛は、非常に馬鹿げたことだと思います。人工甘味料に関しては、情報開示をすればするほど、一般消費者の安心感は増すはずなのです。

人工甘味料には発ガン性がある?

このような人工甘味料には発ガン性があるという噂を耳にし、警戒されている人もいると思います。確かにそんな噂のもとになるような、サッカリンやアスパルテームに関する発ガン性を指摘する論文は存在します。

サッカリンについては、オスのラットに投与すると膀胱ガンが好発するという報告があります。ただし、メスのラットでは起こりませんし、オスのマウスでも起こりませんでした。当然、人間の男性でも起こりません。そのために、アメリカで一旦販売停止になったサッカリンは、そののち販売を再開しているのです。

センセーショナルな健康情報

医学・健康に関する情報は、センセーショナルなものほど、発表の場である雑誌などの媒体に受け入れられやすい傾向があります。特に「健康に悪いのでは？」と注意喚起をするようなものは、編集者ができるだけ世の中に出しておかなければいけないのではないかと思いがちで、眉唾な情報でも世の中に簡単に出回ってしまいがちです。

現在、アスパルテームやスクラロースといった人工甘味料には、1日で摂ってもいい上限が設定されています。これはFDAやEMAといった、アメリカとヨーロッパの許認可庁に出されたいくつかのデータから定められたものです。その数値をもとに考えると、*39 これらの人工甘味料を含む缶ジュースだったら、1日15〜25本までが安全圏ということになっています。

1日15本の缶ジュースを飲む人は、まずいないでしょうから、人工甘味料は安全な食品であると言い切って問題ないと私は考えています。

人工甘味料とガン

このように人工甘味料を摂取するとガンになるのではないかというのは、基本的に無駄な心配です。人工甘味料と人間のガンの因果関係をはっきりと証明した論文は、今のところ一つも存在しません。

ただし観察研究ではありますが、人工甘味料を使用したドリンクを多く飲んでいる人ほど、何らかの病気にかかりやすいのではないかというデータが、確かに複数存在します。しかしそのほとんどは、肥満の人がその治療のために人工甘味料を摂取しているというもので、人工甘味料よりも太っていることが原因でその病気になっているのだろうと推測される、大腸ガンや腎臓病ばかりです。人工甘味料との因果関係が、はっきりと証明できたわけではありません。このように、治療効果のあるものを病気の人が利用しているために、治療効果のあるものを利用している人のほうが利用していない人よりも健康状態が悪く見えることを因果の逆転といいます。

また、ガンの一種といえる悪性リンパ腫と、人工甘味料アスパルテームの関係性を調べた「ヘルス・プロフェッショナルズ・フォロー・アップ・スタディ」というハーバー[*40]

ド大学の観察研究があります。それによると、アスパルテームの摂取量が、普通に使う1杯分にさらに1杯分ずつ増やされるにつれ、悪性リンパ腫の発症率が約1・3倍ずつ上がっていくということが示されています。

砂糖のほうがより危険

ただし、まったく同じ状況で砂糖について解析してみると、砂糖の摂取量が1杯分ずつ増えると、悪性リンパ腫の発症率は約1・7倍ずつ増えているのです。つまりそのデータは、悪性リンパ腫に関しては、砂糖よりも人工甘味料のほうがむしろ安全であるということを証明する結果となりました。通常、消費者は砂糖の代わりに人工甘味料を使うわけですから、砂糖で約1・7倍になっている発症率の増加を、約1・3倍にとどめることができる、という見方ができるわけです。

さらに、「ナース[*41]ズ・ヘルス・スタディ」という女性を対象とした研究では、人工甘味料とリンパ腫の相関関係は、まったく見られませんでした。ラットを使った研究でもガンが現れたのはオスばかりでしたので、人間もネズミも、オスはもともとガンになりやすいメカニズムを持っているのかもしれません。

安心して人工甘味料を

そもそも糖質の摂取そのものがガンにつながるというデータも出ていますので、そう一つ一つの研究をもとに目くじらを立て、人工甘味料が危険だなどと言っていると、この世の中に安心して食べられる物は、何もなくなってしまいます。

糖質の摂取量が多いほど、肥満あるいは糖尿病の発症率が高いというデータは複数あります。[*42・43]そして肥満も糖尿病もガンとからんでいることが分かっているので、糖質の摂取量が多い人ほど、ガンになる確率が高いのは当然なのかもしれません。また、太っている人が糖尿病やガンになりやすいのも当然ですので、その人たちが人工甘味料に変えることによって、ことによるとガンの発症率を落とせる可能性もあるのではないでしょうか。

このようなデータがある中で、天然のものがいいと過信し、人工甘味料をやめて砂糖を選ぶなどというのは、非常に馬鹿げたことだということになります。

人工甘味料でお腹がゆるくなるのはなぜ？

危険というわけではありませんが、人工甘味料が含まれた食品をたくさん摂ると、お腹がゆるくなるということが確かにあります。人工甘味料の特徴は消化されにくく、体に吸収されにくいことです。そのために、消化管の中に入ると便の素の浸透圧が高くなり、水分が引っ張り込まれるという現象が起こり、お通じがよくなるのです。

これがより激しくなると、下痢の原因にもなってしまいます。先に述べた上限値よりも低い量からお腹がゆるくなる可能性はありますし、上限が設定されていないエリスリトールでも下痢になる人はいます。その点は人工甘味料の一つの特徴でもありますので、摂取する際には注意しておいたほうがいいでしょう。

人工甘味料の味

現在では多くの有力なパティシエの方々の努力により、人工甘味料を使ったスイーツが次々と開発されています。ロカボ生活の中で甘いものを食べたくなったら、こうした低糖質スイーツを選べばいいのですが、開発にあたったパティシエの方にお会いすると、人工甘味料が持つ独特の味の扱いに苦労したという話がよく出てきます。確かに人工甘味料には、それぞれ独特の風味があり、砂糖の味に慣れていると違和感を持つこともあります。

しかし、現在開発されている人工甘味料には様々な種類があります。一つの甘味料に違和感を持ったら、自分の好みの別の甘味料を探すということもできます。砂糖にしてもいくつもの種類があって、それぞれ味は違うので、プロのパティシエは何十種類も揃え、用途に応じて使うものを変えているといいます。人工甘味料についても同じことがいえるでしょう。

また、それでも人工甘味料は自分に合わないという人は、羅漢果という果実から作られた「ラカントS」という甘味料があります。天然素材でありながら、糖質ゼロ、カロリーゼロの甘味料として大変注目されていますので、砂糖の代わりにこれを使うという手もあります。

第6章 疑問にお答えします

Q ロカボとマクロビオティックは、両立することができますか？

A マクロビオティックの効果は疑問で、両立はしません。

マクロビオティック、いわゆる玄米菜食主義の食事は、ロカボの観点からいうと、健康に対する効果のほどは疑わしいと言わざるを得ません。

まず、マクロビオティックに関しては、医学的にその効果を調査した論文がほとんど存在しません。もともと凄まじい糖質量を食べている人が玄米菜食主義に転換すれば、少しは糖質量が落ちて効果が出る可能性はあります。しかし、そもそも肉や魚を食べることで体に害が及ぶわけではありませんので、そこを制限するという意味がよく分かりません。

その上で、マクロビでよしとされていて、積極的に摂ることを推奨されている食品、豆類・イモ類は糖質が高いので、あまり摂るべきではないというのがロカボの考え方です。

Q ロコモティブシンドロームは、ロカボで改善しますか?

A はい。ロカボはロコモ対策として非常に有効です。

日本人はこれから超高齢化社会を迎えるにあたり、筋肉や骨を衰えないようにしなければいけません。整形外科学会が警鐘を鳴らしているロコモティブシンドロームに対する備えを十分にする必要があるということです。筋肉が衰えることを世界的にはサルコペニア、認知能力も含めて脆弱になることをフレイルと呼んでいます。このような概念が近い将来の問題として取り沙汰されていますが、認知能力に対する対応は、やはり食後の高血糖を是正するということが重要になります。肉体的には筋肉と骨を維持しなければならないので、たんぱく質を積極的に食べるべきです。

たんぱく質はアミノ酸で構成されていますが、人間の体のアミノ酸の成分は、当然動物に近いです。そして魚、大豆となるほど遠くなっていきます。人間にとって必要なアミノ酸の量を考えるとき、組成がほとんど同じである動物の肉で摂取すると、1の量を食べるとほぼ1で入ってきます。魚の場合は動物とは組成が違っているので、アミノ酸を1摂るためには、全体として多めの量で食べなければならなくなります。大豆で摂ろうと思えばさらに組成が違うので、もっともっと多くの量を食べる必要があります。

従って筋肉や骨を作りたいと思ったら、肉が一番効率的といえます。そういう意味ではやはり、年を取ってからも肉はしっかり食べておくべきだと思います。

肉を食べるときにカロリー制限の考えに基づいていると、脂身は良くない、鶏のささみが一番といわれたりしますが、ロカボの考え方ではその必要もありません。もちろんささみが悪いわけではないので、ささみを食べたい日は食べて構いませんが、サーロインステーキを食べたい日は食べればいいし、ラムのおいしい脂身も落とす必要はなく、おいしいものはおいしく食べてくださいということになります。

Q 子どももロカボをしたほうがいいのでしょうか？

A 子どもにロカボは不要ですが、気をつけなければならない糖質があります。

糖質制限というよりも食育という観点からの話になりますが、親御さんに是非注意してもらいたいことがあります。

第5章でも述べましたが、糖質の一種である果糖ブドウ糖液糖です。この甘味料で味つけされた、スポーツドリンクに代表されるジュース類などは、大量に飲むと非常に太りやすく、小児糖尿病の危険性も増してきます。子どもの体格の調査結果のグラフを見ると、昔と比べて現在の子どもは分布の幅が広くなっています。つまり太っている子は極端に太っているし、痩せている子は極端に痩せていて、両方とも問題なのです。

痩せている子は10代なのに変に美容的なことにこだわり、するべきではないダイエットをした結果、低体重になってしまっています。一方で太りやすい果糖ブドウ糖液糖が大量に含まれる間食を摂りすぎて、肥満になる子どもも増えているということなのです。

このような小児糖尿病のリスクもある肥満については、糖質制限からカロリー制限まで、幅広い選択肢を視野に入れ、何らかの対処を検討しなければなりません。しかし、標準レベルの体重であれば、10代の子どもにはやはりロカボを含め食事の制限はやらないほうがいいと思います。

Q アスリートは糖質をたくさん摂ったほうがいいと聞きました。私も毎日ランニングをしているのですが、ロカボはやらないほうがいいのでしょうか？

A プロのレベルでなければ、ロカボを実践したほうがいいでしょう。

普段からスポーツを多くしている人は、運動中のエネルギー源としての糖質の補給が必須です。体内にグリコーゲンを十分に溜め込むことで、運動のパフォーマンスを上げる「カーボローディング」いう考え方が、昔からあります。カーボローディングを実行するためには、大量の糖質を摂ったときにインスリンを使い、運動中の筋肉への取り込みが起こらなければなりません。

ところが、糖質が筋肉にちゃんと取り込めず、結局、食後の高血糖が著しくなってしまっているアスリートがいます。特にプロのスポーツ選手ではなく、市民ランナーレベルの方には、この間違いを犯している人がかなりいると思われます。

市民ランナーのレベルであれば、カーボローディングはあまり意識せず、やはりロカボによって糖質摂取を控えたほうがいいのではないかと思います。

プロアスリートのレベルにしても、本当に有効な栄養学を探るというのは実はかなり難しいものです。常に高いパフォーマンスを維持したいと考えている人に、無作為比較試験に協力してもらうことがなかなかできないからです。

プロのレベルでは、高パフォーマンスを打ち出す要因は、栄養以外にも、練習や素質など様々なものがあります。たまたま勝った人の栄養の摂り方が正しいという証明はしきれません。実際、アスリートの世界ではカーボローディングがいいと思っている人がいる一方、脂質[*44]をうまく利用できたほうがいいと主張している人もいます。

現状、アスリートの世界でも、カーボローディングは必ずしも主流ではありません。現在は試合の直前に練習量を落とし、グリコーゲンをあまり使わないように調整するという考え方もあるようです。

さらには[*45]トレイン・ロー・コンピート・ハイといって、トレーニング期間中は糖質をなるべく控え、試合のときだけ糖質を摂るという方法も注目されています。普段の糖質制限によって、脂肪を燃やす筋肉の機能は高まっているので、試合中に自分の脂肪組織を効率的に使うことができるのです。その上、試合期間中は高糖質な食品を摂取していますので、糖質をも利用することができ、結果として試合中の持続力が高まるという考え方です。

Q 勉強や仕事で頭を使うときは、糖質を摂ったほうがいいのではないでしょうか?

A そう考えている人が多いようですが、まったくありえません。

糖質制限に懐疑的な人の声として、脳がブドウ糖を必要とする、という一つの知識から、勉強や仕事でたくさん頭を使うなら、たくさんの糖質を摂ったほうがいい、甘いものを摂ったほうがいいというものがあります。そして、ロカボ食を続けると脳機能が低下するのではないかと質問を受けることがあります。

しかしこの考え方は、ナンセンスもいいところです。脳がブドウ糖を使うたびにいちいち低血糖になってしまうような人は、何百万年という飢餓の時代には死に絶えて、現在の人類として生き残れていないはずだからです。

人間の体は、脳に対してブドウ糖を送り込むシステムを多数持っています。血糖を下げるシステムはインスリン1種類なのに対し、血糖を上げる、維持するホルモンは4、5種類あります。よって血糖を維持できない、はたまたそれによって脳に影響が出るなどということはありえないのです。

口から糖を摂らなくても、人間の体の中では肝臓がブドウ糖をちゃんと放出してくれます。そのときの素材としては、グリセロールという脂質やある種のアミノ酸、たんぱくの一部、乳酸など糖質以外のものが使われています。このとき、肝臓で作られる糖は1日およそ150グラムです。脳*46と赤血球が使う量が、1日約130〜150グラムですから、わざわざ口からブドウ糖を入れなくても、肝臓で作るブドウ糖だけで必要量はまかなうことができます。それに脳がもし本当に糖質不足に陥ったときには、非常食としてケトン体を使えるという安全機能も備わっています。

口から砂糖、ブドウ糖を摂れないと、脳みそが働かなくなるなどというのは完全な嘘、あるいは迷信です。脳には糖が必要だからと、受験生のお母さんが、子どもが勉強をしているときに、おにぎりや甘いものを食べさせることがあったとしたら、それは愛情表現としてはとても素晴らしい行為ですが、ことによると受験生を眠くさせてしまうかもしれません。

Q 美容のために痩せたいのですが、ロカボよりもカロリー制限のほうが効果的ではないですか？　カロリーの取りすぎはやはり良くないのでは？

A 長い目で見たら、ロカボのほうが美しい体型を維持できます。

病的な肥満ではなく、美容のためにダイエットするという人の場合、カロリー制限は決してやるべきではありません。

カロリーの摂取を減らした場合、人間の体は一定の状態を保つため、体の中でカロリーの消費を落とす方向に動きます。そのとき、もっともエネルギー消費が大きい筋肉から削ってしまうのです。しかし、カロリー制限に耐えきれずに食べてしまい、カロリー摂取が一気に増えたとき、今度は体脂肪で増えていきます。結果的に、筋肉を落としては体脂肪を増やすというリバウンドスパイラルに入りかねないのが、カロリー制限なのです。

美容のためにスリムになりたいときには、まずはロカボの食事法を実践し、内臓脂肪を落とすべきでしょう。カロリーや脂質に関しては、満腹中枢で制御してくれている範疇であれば、ほとんどの人にとっては問題がありません。

ロカボは「カロリー無制限」を旨としますが、これは「カロリー無限大」とは意味が違います。カロリー制限がいいという世界観の中で生きてきた人は、いくらなんでもカロリーを摂りすぎたらいけないでしょう？ という言い方をしますが、それは当たり前です。満腹中枢で制限されているのだから、カロリーをことさら気にしなくてもいいというだけのことなのです。

Q ロカボをはじめるにあたって、自分の食前・食後の血糖値を知りたいと思いました。どのようにすれば測ることができるのでしょうか？

A 個人用の自己血糖測定器の入手をおすすめします。

健康体であっても、自分の日々の血糖値を意識するということは、インスリン分泌能力の弱い日本人、あるいは東アジア人にとっては非常に大切です。

自分の血糖の状態と客観的に向き合う方法として、自己血糖測定というものがあります。市販されている装置を使い、食前・食後の血糖値を自分で測る習慣を持つということです。

測定器さえあれば、1滴の血液を使ってわずか10秒で自分の血糖値を知ることができます。現在では10社以上のメーカーから様々な機械が出ています。どれも使い勝手が良いので、是非、調べた上で手に入れてみてください。

自分で血糖を測定するためには、測定器と測定用紙、血液を出すための穿刺器具の一式が必要です。これらは実際に手に取ってみると、手軽な道具だということが分かりますが、現在の日本の制度では、〝高度管理医療機器等販売業〟という資格を持っている薬局でなければ売れないことになっています。しかも宣伝が許されていませんので、存在自体を知らない人が多かったのではないかと思います。

私が勤務している北里研究所病院は、北里柴三郎先生が1893年に作った土筆ヶ岡養生園を前身とする病院ですが、彼は体温計を世の中に普及させようという活動も行いました。今、どんな家庭にも体温計や体重計はあると思います。そして、血圧が気になっている方の家には血圧計もあるでしょう。これらの機械が身近にあることで、自分の体の状態を目で見て把握し、意識するということができます。

同じように今後は、血糖測定器も普及するといいと思っています。食・楽・健康協会ではロカボ食の普及とともに、血糖測定器の普及もしていこうと活動をしているのです。

パート2　ロカボ社会の広がり

私のロカボ体験

私自身の話ですが、学生時代はアイスホッケーをやっていて、週5回は十分な運動をするような生活を送っていたおかげで、体重は平均63キログラムをキープしていました。

しかしその後、医者になって結婚もし、ふと気付くと体重は72キログラムまで増えていたのです。

そこで体重を減らすために、その頃の糖尿病の患者さんに指導してきたのと同じ食事を自分でも食べてみようと思い、カロリー制限食をはじめました。運動も週1〜2回、ジムでエアロビクスをやるようになりました。

しばらくして体重は68キログラムまで落とすことができました。しかしそれ以上はいくら頑張っても減らせず、あるときから空腹を我慢できなくなり、結局リバウンドして元の72キログラムにもどってしまったのです。

その後、糖質制限の概念に出会った私は、自分自身でもロカボ食をはじめてみることにしました。すると驚いたことに体重はすーっと落ちて、63キログラム、つまり学生時代の体重になってそこでぴたりと止まったのです。

また、もともと私は高血圧だったのですが、ロカボ食をはじめてから血圧も下がりました。ロカボはカロリー制限とは違い、脂質をしっかり摂れていますので、塩分摂取量を減らすことができたのが要因ではないかと思います。

それから既に6年が経っています。私自身の糖質制限は、正直言って非常に緩いものですが、体重は本当に変化していません。恐らく、ロカボ食の実践で普段からすい臓の負担は軽くなっているので、時に糖質を大量に食べたとしても、インスリンが素早く出てきてくれて、糖質を処理してくれているのではないかと思います。

ロカボで体はこんなふうに変わる

ロカボを実践していると実感できるのは、筋肉は落ちにくくなり、体脂肪だけ落ちて体重が減っていくということです。参考に私自身の数字をいえば、カロリー制限をはじめる前の、体重が今より10キログラム近く重かったときは、体脂肪率が25パーセントもありました。そしてロカボを実践している現在の体脂肪率は14パーセントほどになっています。運動をやっていた学生時代は10パーセント前後でしたので、そこまではいきませんが、14パーセント前後で平衡状態を保つことができています。

繰り返しになりますが、ロカボ食を実践するときに読者の皆さんに意識していただきたいのは、1食あたりの糖質量を40グラム以下にするということ。お腹が空いたらお肉を食べるということ。そして満腹になることを恐れないということです。

ロカボ食はたんぱく質の摂取を制限しないため、筋肉は削られません。カロリー制限で痩せた人は、たいていゲッソリしているように見えますが、ロカボ食は筋肉を維持したますますっきりと締まった体型となっていくので、痩せ細ったような見た目にはなりません。

そして血糖が改善し、脂質が改善し、血圧も改善していくということですから、メタボリックドミノを根絶することができるのです。

ロカボイベント

2015年の7月17日、18日、多数の企業や著名なパティシエ、シェフの方々にご協力をいただき、東京・丸の内の丸ビルでロカボ食の大規模なイベントを開きました。モンサンクレールの辻口博啓シェフやファロ資生堂の中尾崇宏シェフ、Toshi Yoroizukaの鎧塚俊彦シェフとのトークイベントや、食品及び機器メーカーが開発したロカボ商品の宣伝活動などを行いました。

かつての低糖質食では、主食とデザートが食べづらいものでしたが、ロカボの考え方が定着しつつある今は違います。それを実感していただくため、中尾シェフには低糖質フィットチーネ、Wakiya一笑美茶樓の脇屋友詞シェフには低糖質担々麺、レストランOGINOの荻野伸也シェフとホテルニューオータニ大阪の太田高広シェフには低糖質サンドイッチ、鎧塚シェフには低糖質ケーキを出していただきました。

会場内にロカボの食事を実際に味わえるカフェを作りましたが、2日間、行列が絶えないという盛況ぶりでした。美味しいロカボの食事が身近にあるということを、イベントにご参加いただいた皆さんにご理解いただけたと思います。

わずか2日間のイベントでしたが、のべ1万3560名の方にお越しいただきました。これは丸ビルが開業して約10年の歴史で、アナ雪のイベント以来という集客数だったそうです。世の中では「おいしくて楽しくて健康になる」という食べ方が求められているということを、改めて実感することができました。

ロカボの広がり

2012年、私は『奇跡の美食レストラン』という本を出し、おいしく楽しく食べても健康になれるというロカボの概念を広めようとしました。その本はミシュラン掲載店や日本洋菓子協会連合会のお力を借り、一流のシェフやパティシエの方たちが作ったロカボ料理で構成しました。しかし、ミシュラン掲載店にしょっちゅう行ける人はなかなかいません。そして年に一回の記念日だけロカボ食を実践しても意味はありません。

そのような話が出てきたので、2015年の7月、食・楽・健康協会協賛企業が開発した低糖質商品を中心に紹介する『ロカボバイブル』という本を出しました。

世界は健康になりたかったら〝油を控えましょう〟の時代から、〝油を食べましょう〟の時代になりました。さらに、〝そもそもの食事を我慢しなさい〟から〝おいしく楽しく食べて健康に〟という時代に変わってきているのです。ローソンに行けば、普通のパンから菓子パンまで、低糖質の商品が買えるようになりました。また、にっぽんお好み焼き協会の尽力により、お好み焼きさえも低糖質で食べられるようになりました。そんな世界を『ロカボバイブル』でご紹介したかったのです。

おいしく楽しく食べて健康になれるという、数年前までは夢のように思われていたこと、ありえないと思われていた世界が、実現する目の前まできています。

食・楽・健康協会は、そんな世界を現実のものとするために、様々な食品関連企業にロカボの考え方についての話をさせていただき、取り組みを是非展開してくださいとお願いをしています。

ロカボで変わる世の中

さらに読者の皆さんに知っておいていただきたいことは、ロカボの考え方が広がることによって、もっとダイナミックに社会を変革することができるかもしれないということです。

これまで糖尿病の患者数はずっと増え続けてきました。しかし近年[*47]、アメリカではついに糖尿病の患者数の増加率がなだらかになってきています。２００８年に肥満の治療法として糖質制限食が認められたあたりから、増加率の傾きが少し変わってきているのです。私自身、ロカボがこれからもっと広まることによって、糖尿病の増加率はフラットになり、やがて減少に転じるようになると信じています。

もし糖尿病の患者数が減るようなことになれば、糖尿病の先にある人工透析患者も減少に転じさせることができるでしょう。そんな世の中になれば、私たちの簡単な試算ですが、年間1500億円もの医療費が削減できると考えられます。

さらに、透析患者は週に3日、透析病院に行かなければならないので仕事も満足にできなくなる方がいますが、ロカボな社会の実現によってそういう方を救うことができれば、生活保護になる確率も下がり、社会保障費も落とせるのではないかと思っています。その額は少なくとも数千億円規模なのではないかと考えられます。

食品メーカーやレストランなどの売り手にとっては、これまでおいしいものを食べるのをあきらめていた人たちという、大きなマーケットがあるわけです。手にした買い手である消費者は、それを食べて健康になれます。そして社会全体は医療費、社会保障費が大きく削減できます。ロカボによって、〝売り手よし、買い手よし、世間よし〟の社会が実現するわけなのです。

おいしく、楽しく食べて、健康に

現在もまだ、糖尿病やメタボリックシンドロームの人がどんどん増えています。この本を手に取ってくださった方も、３人中１人は血糖異常者である可能性が高く、これは世界的に喫緊の課題です。

そんな方々でカロリー計算やカロリー制限がつらい方は、ぜひ、おいしくお腹いっぱいになるまで食べてもいい、ロカボの食事に切り替えることを強くおすすめします。

また、スリムになりたいと思って強引なカロリー制限をしてはリバウンドをしているという女性の方も、ぜひ次のダイエットの機会にはロカボの食事を選択されることをおすすめします。

１食の糖質量20～40グラム以下となるお食事を。

それに加えて１日糖質量10グラム以下の嗜好品を。

これだけでいいのです。

まずこの本を読まれた方から健康になっていただき、その上で、ご家族、会社の同僚、ご友人にこの考え方を広め、ぜひ日本、世界を救っていただきたいと思います。低糖質の食事、ロカボの食事は、すべての日本人、さらには世界の人々にとっても大きな価値があるということを、理解していただけたらと思います。

おわりに

私は2012年に『糖質制限食のススメ』（東洋経済新報社）という本を出版し、健康増進のために緩やかな糖質制限食（ロカボ）がなぜおすすめできるのかについてかなり学術的に述べさせていただきました。また、同年に『奇跡の美食レストラン』（幻冬舎）を出版し、緩やかな糖質制限食をご提供くださる料理店、パティスリーをご紹介し、ロカボならおいしく楽しく食べても健康になれるという概念を世に広めようとしました。

幸い、この数年でこうした概念は浸透し、2015年の7月に丸ビルで開催した「ロカボ・グルメ・フェスティバル」というロカボを啓蒙するためのイベントは、わずか2日間で1万3560名もの方にご来場いただきました。丸ビルで開催されてきた数多くのイベントの中で、1、2位を争う賑わいぶりだったと丸ビルの方たちから花束をいただけるほどでした。こうした糖質制限（ロカボ）の浸透に対応して同じく2015年7

月に出版したのが『ロカボバイブル』(幻冬舎)でした。この本では『奇跡の美食レストラン』には糖質制限メニューの開発が間に合わなかった料理店、パティスリーを新たにご紹介するとともに、コンビニエンスストアやスーパーマーケットでいかにロカボなライフスタイルを実現するか、という視点で様々な商品や企業さんの取り組みを紹介しました。

この数年間の間でも、栄養学は大きな変化を起こしました。詳しくは本文に紹介していますが、

①マウスやサルで証明されてきたカロリー制限食の有効性がヒトでは証明されず、逆にマウスやサルでは示されなかったカロリー制限食の有害性がヒトで示されたこと

②日本人での無作為比較試験で糖質制限食の有効性が確認されたこと

③日本人の観察研究で糖質摂取の少ない群での死亡率の低さが示されたこと

が大きなポイントだと感じています。2012年には〝カロリー制限食が継続できない方のためのオプション〟という位置づけだった糖質制限食は、現時点では〝糖尿病治療の第一選択肢〟であり、逆にカロリー制限食は〝適応〟、〝カロリー設定〟を改めて定義

しなおさなくてはならない状況になったのです。

また、糖質を制限すると、脂質の過剰摂取やたんぱく質の過剰摂取が起こるのではないかという懸念が2012年当時は残されていましたが、現時点ではそうした懸念も払しょくされており、例えば、アメリカの食事摂取基準は2015年に脂質制限によって動脈硬化症や肥満が予防できるだろうというこの50年間の世界的な常識を否定し、脂質制限の推奨をやめると宣言しています。

残念なことに、これだけ劇的に変化している栄養学の状況を、医師や管理栄養士といった医療専門職でも知っている人が少ないことに私は気づきました。この1、2年、毎週のように各地の医師会や各地の栄養士会にご招聘いただいて、講演会活動をしておりますが、それでも、こうした概念は広まり切っていません。

このため、まずは、いろいろな企業さんにそうした知識をもってもらい、企業さんの商品を通じてこうした概念を普及しよう。それを実現するべくつくったのが、一般社団法人 食・楽・健康協会です。

そして本書『糖質制限の真実』は、さらに進んで一般の方々に栄養学の常識を変えてもらおうという目的で執筆しました。

重要な参考文献には出典をつけました。それは、本書が一般の方々を対象としながらも、同時に医療従事者の方々にもお読みいただきたい本だからです。日々、患者さんに接し、食事療法の指導に心を砕いている医療従事者の方々に、最新の一次情報をたどるようにしていただきたいと願うからです。

この本を通じて、多くの方が正しい栄養の知識を得て、少しでも食事療法で悲しい思いをすることがないようにしたいと思っています。そして、その願いを実現するべく、これからも食・楽・健康協会の活動を続けていきたいと思います。お読みいただき、ありがとうございました。また、この本の企画、制作にあたって一方ならぬお力添えをいただいた幻冬舎の石原正康様、木原いづみ様にこの場を借りて深謝いたします。ありがとうございました。

２０１５年11月　山田　悟

巻末資料　糖質が少ない食品、多い食品

	糖質が少ない食品	糖質が多く使用に注意を要する食品
1 穀類		米（ご飯・かゆ・餅）、小麦（パン類・麺類・小麦粉・餃子の皮・ピザ生地等）、そば、うどん、コーンフレーク、ビーフン
2 いも類	こんにゃく	さつまいも、じゃがいも、やまいも、くず、マロニー、春雨
3 甘味料	エリスリトール（商品名パルスイート、ラカントS、シュガーカットゼロ）などの人工甘味料	砂糖、和三盆、黒糖、グラニュー糖、蜂蜜、メープルシロップ
4 豆類	大豆、大豆製品（豆腐・湯葉など）、枝豆	あずき、いんげん豆、えんどう、そら豆、ひよこ豆、レンズ豆
5 種実類	アーモンド、杏仁、カシューナッツ、くるみ、けし、ごま、ピスタチオ、ピーナッツ、マカダミアナッツ	銀杏、栗
6 野菜類	アーティチョーク、あさつき、オクラ、かぶ、カリフラワー、キャベツ（△）、キュウリ、小松菜、ごぼう（△）、しそ、ずいき、ぜんまい、大根、タケノコ、玉ねぎ（△）、チコリ、チンゲン菜、つくし、トウガラシ、トマト（△）、なす、にがうり、	くわい、かぼちゃ、トウモロコシ、れんこん、ゆりね

（△の野菜は多量に使用する際には糖質の計算が必要ですが、使用量100グラム以下のときには計算不要です）	にら、にんじん（△）、にんにく、ねぎ、白菜（△）、パプリカ（△）、バジル、ビーツ（△）、ピーマン、ふき、ブロッコリー、ホウレン草、もやし、レタス、わけぎ	
7 果実類	アボカド、オリーブ、ココナッツ	上以外（いちご、ミカン、リンゴなど）、ドライフルーツ
8 きのこ類	すべてOK	
9 藻類	すべてOK	
10 魚介類	すべてOK	
11 肉類	すべてOK	
12 卵類	すべてOK	
13 乳類	下以外はOK	コンデンスミルク
14 油脂類	すべてOK	
15 アルコール飲料類（△甘口のワインは要注意です）	ウイスキー、ウオッカ、焼酎、ジン、ラム、ワイン（△）	紹興酒、日本酒、ビール、ロゼワイン、シャンパン（超辛口は大丈夫）
16 嗜好飲料類	コーヒー、紅茶、日本茶、ウーロン茶、プーアル茶、ジャスミン茶、コーラゼロ	砂糖入りコーヒー、砂糖入り紅茶、シロップ入りアイスコーヒー、果汁ジュース、コーラ
17 調味料・香辛料	こしょう、塩、しょう油、酢、白みそ以外のみそ	ケチャップ、砂糖、市販ソース、白みそ、みりん

参考文献

第1章

＊1 Lancet 2014, 383, 1999-2007

＊2 Diabetes Care 2013, 36, 3821-3842

＊3 JAMA 2015, 313, 2421-2422

＊4 J Clin Endocrinol Metab 2013, 98, 4227-4249

第2章

＊5 Cell 2014, 156, 84-96

＊6 Nat Commun 2013,4,1829

＊7 J Mt Sinai Hosp NY 1953, 20, 118-139

＊8 JAMA 2015, 313, 2421-2422

＊9 Diabetes Care 2008, 31, S61-S78

＊10 Diabetes Care 2013, 36, 3821-3842

＊11 Brain Res 2007, 1132, 193-202

＊12 Lancet 2009, 374, 1805-1806

*13 Diabetes Care 1999, 22, 920-924

*14 Lancet 1999, 354, 617-621

*15 J Clin Endocrinol Metab 2015, 100, 636-643

*16 J Neurochem 2007, 101, 1316-1326

*17 Br J Nutr 2013, 110, 969-970

第3章

*18 Science 2009, 325, 201-204

*19 Nature 2012, 489, 318-321

*20 N Engl J Med. 2013, 369, 145-154

*21 Cell Metab 2015, 22, 427-436

*22 Obes Rev 2012, 13, 1048-1066

*23 Obes Rev 2012, 13, 1048-1066

*24 Diabetes Care 2013, 36, 3821-3842

第4章

*25 Intern Med 2014, 53, 13, 19

*26 Nutr Metab (Lond) 2008, 5, 9
*27 JAMA 2007, 297, 969-977
*28 N Engl J Med. 2008, 359, 229-241
*29 Diabetes Care 2006, 29, 2140-2157
*30 Diabetes Care 2008, 31, S61-S78
*31 Diabetes Care 2013, 36, 3821-3842
*32 Intern Med 2014, 53, 13-19
*33 PLoS One 2015, 10, e0118377
*34 Br J Nutr 2014, 112, 916-924

第5章

*35 J Clin Invest 2009, 119, 1322-1334
*36 JAMA 2013, 309, 63-70
*37 Obesity 2014, 22, 1415-1421
*38 Nature 2014, 514, 181-186
*39 Diabetes Care 2002, 25, 148-198
*40 Am J Clin Nutr 2012, 96, 1419-1428

*41 Am J Clin Nutr 2012, 96, 1419-1428
*42 J Am Coll Nutr 2014, 33, 347-351
*43 BMJ 2012, 344, e1454

第6章

*44 Scand J Med Sci Sports 2010, 20(Sup2), 48-58
*45 Curr Sports Med Rep 2007, 6, 137-138
*46 Eur J Clin Nutr 1999, 53, S177-S178
*47 JAMA 2014, 312, 1218-1226

著者略歴

山田 悟《やまださとる》

一九七〇年東京都生まれ。

北里大学北里研究所病院 糖尿病センター長。

日々一三〇〇人の患者と向き合いながら、食べる喜びが損なわれる糖尿病治療において、

いかにQOL(クオリティ・オブ・ライフ)を上げていけるかを追求。

糖質制限食に出会い、二〇一二年『奇跡の美食レストラン』(幻冬舎)を刊行。

一三年一一月一四日に、緩やかな糖質制限食=ロカボの考え方を普及させ、

作り手にも食べる側にも、より良い社会の実現を目指す、

一般社団法人食・楽・健康協会を立ち上げる。

幻冬舎新書 396

糖質制限の真実

日本人を救う革命的食事法ロカボのすべて

二〇一五年十一月十日 第一刷発行
二〇一六年 一 月十五日 第六刷発行

著者 山田悟
発行人 見城徹
編集人 志儀保博

発行所 株式会社 幻冬舎
〒一五一-〇〇五一 東京都渋谷区千駄ヶ谷四-九-七
電話 〇三-五四一一-六二一一(編集)
〇三-五四一一-六二二二(営業)
振替 〇〇一二〇-八-七六七六四三

ブックデザイン 鈴木成一デザイン室
印刷・製本所 株式会社 光邦

Printed in Japan ISBN978-4-344-98397-7 C0295
や-11-1

幻冬舎ホームページアドレス http://www.gentosha.co.jp/
＊この本に関するご意見・ご感想をメールでお寄せいただく場合は、comment@gentosha.co.jp まで。